生理学纲要

马 青　张俊芳　主编

ZHEJIANG UNIVERSITY PRESS
浙江大学出版社

图书在版编目(CIP)数据

生理学纲要 / 马青,张俊芳主编. —杭州:浙江
大学出版社,2014.4(2019.7 重印)
ISBN 978-7-308-13117-9

Ⅰ.①生… Ⅱ.①马… ②张… Ⅲ.①人体生理学—
医学院校—教材 Ⅳ.①R33

中国版本图书馆 CIP 数据核字(2014)第 076331 号

生理学纲要

马　青　张俊芳　主编

责任编辑	张凌静(zlj@zju.edu.cn)
封面设计	十木米
出版发行	浙江大学出版社
	(杭州市天目山路 148 号　邮政编码 310007)
	(网址:http://www.zjupress.com)
排　　版	杭州中大图文设计有限公司
印　　刷	浙江新华数码印务有限公司
开　　本	787mm×1092mm　1/16
印　　张	11.5
字　　数	280 千
版 印 次	2014 年 4 月第 1 版　2019 年 7 月第 4 次印刷
书　　号	ISBN 978-7-308-13117-9
定　　价	25.00 元

编　委　会

主　编　马　青　张俊芳

副主编　杨利敏　孟德欣　张冬梅　王　悦

编　委　（按姓氏笔画排序）

　　　　　王钦文　汤治元　陈晓薇　徐淑君　魏晓菲

前　　言

　　"生理学"是医学教学的骨干课程,是介绍人体正常生理功能的基础课程。目前,"生理学"课程普遍采用现代化的多媒体教学方式,其优点为信息量大、图文并茂,在学时少、内容多的情况下,充分发挥了提高课堂教学质量的作用。与此同时,课后学生需要一本配合多媒体课堂教学的精编纲要教材,以便及时复习和掌握课堂教学内容。

　　本教材以表格化、条理化、框图化的表现方式,归纳了生理学的概念、原理和内容;简洁精练地提纯了"生理学"的教学内容,方便记忆;为配合现代多媒体教学,帮助复习和掌握生理学内容,为学生进入后续课程的学习打下坚实的基础。

　　本教材依据作者群多年的教学经验,并参考国内外多部生理学教材,借助简洁的表格、明朗的框图,清晰、简明地概括了生理学内容,欲达到内容精练、要点明确、易懂易记、减轻学生负担、培养学生的归纳能力、提高生理学教学质量之目的。本教材可作为高等学校生理学教师或医学生的参考书,也可作为研究生入学考试、执业医师考试、各种医学函授考试的复习用书,更可作为教师的讲稿。

　　由于作者水平有限,书中必定存在许多问题和错误,恳切希望读者给予批评指正,以便再版时修正。

马　青　张俊芳

2014 年 3 月

目　　录

第一章

绪 论

【大纲要求】

1. 掌握内环境与稳态，生理功能的自控原理和反馈调节（负反馈、正反馈、前馈）。
2. 熟悉人体生理功能调节（神经调节、体液调节、自身调节）。
3. 了解生理学的研究内容、研究方法，生理学与医学的关系。

【纲要内容】

一、生理学

（一）概念
生理学是研究机体生命活动现象和功能的学科。
（二）研究内容
生理学主要研究机体的循环、神经、呼吸、泌尿、消化、感官、内分泌、生殖等系统的生理功能。
（三）研究任务
研究机体的生理作用、生理机制、产生条件和影响因素等。
（四）研究对象
机体生理功能活动规律。
（五）研究水平
其研究细胞、分子水平，器官和系统水平，整体水平等相关学科、定义及例子等见表1-1。

表 1-1　生理学的研究水平

研究水平	细胞、分子水平	器官和系统水平	整体水平
简　称	细胞生理学或普通生理学	器官生理学	整体生理学
定　义	研究细胞和生物大分子的物化特性和生理特性及其产生机制的学科	阐明器官和系统的功能、影响因素及其调节机制，以及器官在整个机体中的作用	研究整个机体的各器官、各系统的相互联系与功能调节机制的学科
举　例	细胞静息电位和动作电位 细胞膜通道离子电流 EPO 对 Hb 的调节	巴甫洛夫小胃 心脏灌流实验 心血管调节实验	高原生理、潜水生理 运动生理、航天生理

（六）研究方法

主要采用实验观察与实验研究进行研究（见图 1-1）。

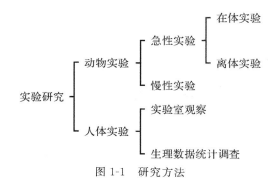

图 1-1　研究方法

（七）发展简史

1628 年 Harvey 撰写《心与血的运动》，标志着生理学成为独立的学科。

1926 年林可胜创立中国生理学会，创办《中国生理学杂志》。

（八）生理学与医学的关系

生理学是一门重要的医学基础课程。

二、体液和内环境

（一）体液

机体内液体的总称为体液，约占体重的 60%（见图 1-2）。

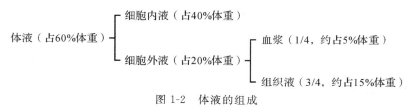

图 1-2　体液的组成

（二）内环境

1. 概念：细胞直接生存的环境即细胞外液称为内环境。

2. 作用：①为细胞提供必要的理化条件；②为细胞提供营养物质；③接受细胞代谢产物。

3. 特征——内环境稳态。

（1）概念：内环境的化学组成、理化特性处于相对稳定和动态平衡状态，如血浆 pH＝7.35～7.45；血钾浓度＝3.5～5.5mmol/L；血钙浓度＝2.25～2.75mmol/L。

（2）应用：血浆代用液，如任氏液用于两栖类动物，乐氏液用于哺乳动物。

（3）维持和调节稳态的途径：神经调节、体液调节、自身调节。

（4）稳态的拓展：正常生命活动是稳态的表现。如形态、代谢、功能、免疫等处于相对恒定和动态平衡状态。

（5）稳态的生理意义：保证和维持机体正常的新陈代谢；保证细胞兴奋性的存在；保证机体正常代谢的进行，如糖代谢、脂肪代谢、蛋白质代谢、酸碱代谢、水盐代谢、胆色素代谢、维生素代谢等，机体正常生理功能和免疫功能的完成。当机体超出正常的稳态范围时，就属于疾病状态。

三、生理功能的调节

(一)神经调节

1.概念:由神经反射参与的调节称为神经调节。

2.基本方式——反射。

(1)概念:反射是在中枢神经系统参与下,机体对刺激发生的规律性反应。

(2)结构基础——反射弧:感受器→传入神经→神经中枢→传出神经→效应器。

(3)分类:据反射形成条件和反射弧特点进行分类(见表1-2)。

表1-2 神经反射的分类

比较项	非条件反射	条件反射
形成时间	先天遗传,生来既有	后天获得,非遗传性,学而得之
属性	种族共有	个体特有
反射弧	固定的反射弧	暂时性联系
数量	数量有限	数量无限
可变性或可塑性	呆板,不易改变	可塑性大,有易变性
预见性	无	有
刺激与反应的关系	有因果关系	无因果关系
参与的中枢	低位中枢(皮层下中枢)	高位中枢(大脑皮层中枢)+各级中枢
神经活动	初级神经活动	高级神经活动
生理意义	使机体具有基本的适应能力,维持个体生存与种族延续	随环境变化不断形成新的反射;更高度精确地适应内外环境变化
两者关系	是形成条件反射的基础	能控制非条件反射活动
举 例	山楂放嘴里流口水	见山楂流口水

3.特点:神经调节是机体功能调节的主要方式,起主导作用,其反应迅速、作用部位准确、持续时间短暂、作用范围局限。

(二)体液调节

1.概念:化学物质(激素、细胞因子)通过体液途径对生理功能的调节。

2.方式(见表1-3):

表1-3 体液调节的方式

方式	定义与举例
远距分泌	定义:内分泌细胞→激素→血液循环→靶细胞 例:胰岛B细胞→胰岛素→血液循环→靶细胞(肝脏、骨骼肌)→血糖降低
旁分泌	定义:化学物质(激素)经过组织液扩散作用于相邻靶细胞的体液调节 例:细胞→化学物质(组胺、激肽、前列腺素)→血管平滑肌→局部血流调节

续表

方式	定义与举例
神经分泌	定义:神经细胞分泌激素经过轴浆运输贮存在神经垂体→释放入血液→靶细胞 例:下丘脑神经细胞→抗利尿激素(ADH)→贮存神经垂体→血液循环→靶细胞
神经—体液调节	定义:传出神经→内分泌腺→激素→血液循环→靶细胞 例:交感神经兴奋→肾上腺髓质→Adr、NE→血液循环→靶细胞 寒冷→皮肤→中枢→下丘脑→TRH→腺垂体→TSH→甲状腺→T_3、T_4→产热

3.特点:反应缓慢、作用部位弥散、持续时间持久、作用范围广泛。

4.神经调节与体液调节的区别(见表1-4):

表 1-4　神经调节与体液调节的区别

比较项	神经调节	体液调节
信息	有	有
传递方式	神经冲动沿神经元传导,递质越过突触间隙	经血液运输
发挥作用速度	迅速	缓慢
作用维持时间	短暂(记忆储存除外)	持久
作用范围与精度	局限、精确	广泛弥散、不是很精确
作用距离	短	长
作用的灵敏性	灵活	不灵活
其他	有预见性;人类还有语言、文字,扩大感觉范围	自我稳定较明显

(三)自身调节

1.概念:机体不依靠神经或体液调节,由组织细胞本身产生的适应性反应。

2.举例:心肌异长调节(Starling 机制)、心肌等长调节、脑血流量调节、肾血流量调节、球—管平衡、渗透性利尿、Wolf-Chaikoff 效应。

3.特点:①涉及范围小;②调节幅度小;③调节不灵敏。

四、生理功能的自动控制原理

(一)原理模式图(见图 1-3)

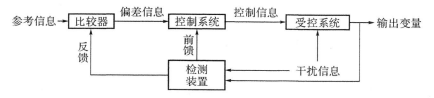

图 1-3　生理功能的自动控制原理模式

(二)类型(调节方式)

1.负反馈。

(1)概念:反馈信息与控制信息作用相反的反馈,即反馈信息对控制系统的制约作用,确保机体功能活动相对稳定。

(2)关系式:偏差信息(Se)＝参考信息(Si)－反馈信息(Sf)　　　[Sf 为负值,Se 减小]。

(3)举例:体温调节、减压反射、肺牵张反射、血糖调节、血钙调节、血压调节。

(4)特点:①可逆性;②敏感性;③滞后效应;④波动性。

2.正反馈。

(1)概念:反馈信息与控制信息作用相同的反馈,即反馈信息对控制系统的促进作用,加速机体生理过程的迅速完成或达到极限。

(2)关系式:偏差信息(Se)＝参考信息(Si)＋反馈信息(Sf)　　　[Sf 为正值,Se 增加]。

(3)举例:分娩、血凝、排便反射、排尿反射、射精、动作电位去极相、胆盐的肠肝循环、月经周期 LH 峰、胃蛋白酶原的激活、心室肌动作电位 3 期 K^+ 外流、恶性循环。

(4)特点:①不可逆的再生性状态;②偏态性。

(5)负反馈与正反馈的比较(见表 1-5)。

表 1-5　负反馈与正反馈的比较

比较项	负反馈	正反馈
反馈信息方向	与控制信息相反	与控制信息相同
对控制系统的作用	制约、抑制、减弱其活动	再生、促进、加强其活动
调节作用方向	双向可逆	单向不可逆
作用效果	偏差信息↓,控制信息↓,输出变量↓	偏差信息↑,控制信息↑,输出变量↑
输出与输入关系	输出制约输入	输出强化输入

3.前馈。

(1)概念:反馈信息直接作用于控制系统对控制信息的调节称为前馈。

(2)举例:①看见食物引起唾液分泌;②进食引起胰岛素分泌增加;③条件反射等。

(3)特点:①预见性;②适应性。

(4)负反馈与前馈的比较(见表 1-6)。

表 1-6　负反馈与前馈的比较

比较项	负反馈	前　馈
作用	维持稳态	维持稳态
速度	慢	快
偏差	必然出现偏差	较少出现偏差
波动性	有,在恢复过程中逐步趋向稳定	无,迅速稳定
滞后性	存在滞后性,不能预先监测干扰,仅在受干扰后逐渐恢复稳态	无滞后性,能预先监测干扰,防止干扰的扰乱及时做出适应性反应

【概念】

1.生理学(physiology);

2.体液(body fluid);

3. 内环境（internal environment）；

4. 稳态（homeostasis）；

5. 神经调节（nervous regulation）；

6. 反射（reflex）；

7. 体液调节（humoral regulation）；

8. 神经—体液调节（nervous-humoral regulation）；

9. 旁分泌（paracrine）；

10. 自身调节（autoregulation）；

11. 负反馈（negative feedback）；

12. 正反馈（positive feedback）；

13. 前馈（feed-forward）；

14. 习服（acclimatization）。

【思考题】

1. 人体生理功能活动的主要调节方式有哪些？各有何特征？（试比较神经调节、体液调节和自身调节的作用特点。）

2. 何谓神经调节？简述它的结构基础和特点，并比较非条件反射与条件反射的区别。

3. 什么是体液调节？简述经典体液调节（内分泌调节）、神经—体液调节和局部体液调节的作用途径。

4. 何谓内环境和稳态？内环境稳态有何生理意义？

5. 简述人体机能活动的自动控制原理。

6. 何谓正反馈和负反馈？列举5项以上属于正反馈和负反馈调节的生理过程。

7. 试比较下列生理活动的区别：①条件反射与非条件反射；②神经调节与体液调节；③负反馈与正反馈；④负反馈与前馈。

【本章总括】

生理学：概念/研究内容/研究任务/研究对象/研究水平/研究方法/发展简史

体液：概念/体液分布

内环境：概念/作用/特征（稳态：概念/应用/调节/生理意义）

生理功能的调节——

    神经性调节：概念/特点/基本方式（反射：概念/反射弧/条件反射与非条件反射）

    体液调节：概念/特点/方式（内分泌调节/神经—体液调节/旁分泌调节/神经分泌调节）

    自身调节：概念/实例/特点

生理功能的自动控制原理：模式图/负反馈/正反馈/前馈

第二章

细胞生理

【大纲要求】

1. 掌握细胞膜的物质转运、细胞信息传递、细胞电生理、细胞兴奋性。
2. 熟悉神经—肌接头兴奋传递过程、骨骼肌收缩原理、肌肉收缩的形式和影响因素。
3. 了解细胞膜的基本结构和化学组成。

【纲要内容】

一、细胞膜结构和化学组成

(一)结构

1. 电镜下细胞膜形态结构:致密带—透明带—致密带。
2. 细胞膜分子结构:细胞膜以液态的脂质双分子为基架,其中镶嵌着不同结构和功能的蛋白质称为液态镶嵌模型。

(二)化学组成(见表 2-1)

表 2-1　细胞膜的化学组成

组成	组成/成分	功能	特性
脂质	磷脂、胆固醇、糖脂	屏障作用	分极性;流动性;横向运动;稳定性
蛋白质	通道	转运 $Na^+/K^+/Ca^{2+}/Cl^-$	特异性;全或无开放;不同功能状态
	载体	转运葡萄糖、氨基酸	结构特异性;饱和性;相对竞争抑制
	离子泵	转运离子	消耗能量;结构特异性;饱和现象
	受体	辨认和接受化学物质	结构特异性;饱和性;结合可逆性
	抗原	免疫标志物	
	膜内酶	效应器酶作用	举例:AC、GC、PLC
糖类	功能:抗原决定簇,起免疫标记作用;膜受体的识别部分		

二、细胞膜的物质转运

细胞膜的物质转运如图 2-1 所示。

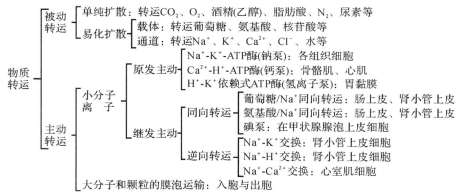

图 2-1　细胞膜的物质转运

（一）单纯扩散

1.定义:脂溶性小分子物质由细胞膜的高浓度向低浓度的净移动过程称为单纯扩散。

2.衡量指标:扩散通量（J）。

(1)定义式:扩散通量＝(1/扩散面积)×浓度梯度。

(2)关系式:扩散通量＝通透性×浓度梯度。

(3)通透性:物质通过细胞膜的难易程度。

(4)结论:扩散通量与浓度梯度呈线性关系。

3.依靠单纯扩散的物质:CO_2、O_2、N_2、类固醇激素、乙醇、脂肪酸、尿素等。

4.特点:①顺浓度梯度(不耗能);②无饱和现象;③无结构特异性。

（二）易化扩散

1.定义:水溶性小分子或离子借助载体或通道由细胞膜的高浓度向低浓度的扩散过程称为易化扩散。

2.特点:①顺浓度梯度(不耗能);②膜蛋白质为中介物;③具有选择性;④扩散通量主要受膜外因素调控。

3.类型。

(1)载体。

1)定义:能与被转运物结合的细胞膜蛋白质称为载体。

2)特征:①结构特异性;②饱和性;③相对竞争抑制。

3)依靠载体转运的物质:葡萄糖、氨基酸。

(2)通道。

1)定义:Na^+、K^+、Ca^{2+}、Cl^-等离子由高浓度向低浓度跨膜快速移动的膜蛋白。

2)种类(见表 2-2)。

3)特征:①离子选择性;②门控特性;③全或无式开放;④不同功能状态:静息→激活→失活→静息。

4)调控(见表 2-3)。

表 2-2 钠、钾、钙通道

通道	通道结构与功能的关系	阻断剂
Na^+ 通道	S4:通道电压感受器,与通道激活有关 S5～S6 胞外环:决定离子选择性和通透性	河豚毒(TTX)
K^+ 通道	S4:通道电压感受器,与通道激活有关 S5～S6 胞外环:决定离子选择性和通透性	四乙基铵、4-氨基吡啶
Ca^{2+} 通道		异搏定(维拉帕米 verapamil)

表 2-3 通道的调控

比较项＼通道	化学门控信道	电位门控通道	机械门控通道
定义	化学信息决定开关的通道	膜电位决定开关的通道	机械刺激决定开关的通道
分布	胞—树突触后膜 视网膜感光细胞 终板膜(N 型 ACh 通道)	神经细胞 肌肉细胞 腺体细胞	内耳基底膜毛细胞
开放结果	局部膜电位	动作电位	感受器电位
举例	ACh、谷氨酸、门冬氨酸、γ-氨基丁酸、甘氨酸等化学门控通道	电压门控 Na^+ 通道 电压门控 K^+ 通道 电压门控 Ca^{2+} 通道	机械门控 K^+ 通道

5)意义:理解细胞生物电和兴奋性的基础。

4.通道与载体的区别(见表 2-4)。

表 2-4 通道与载体的区别

比较项	通道	载体
特征	具有结构特异性,但比载体低; 具有开放和关闭两种状态; 无饱和现象	结构特异性; 竞争性抑制; 饱和现象
举例	Na^+、K^+、Ca^{2+}、Cl^- 快速移动	葡萄糖和氨基酸

5.易化扩散与单纯扩散的区别(见表 2-5)。

表 2-5 易化扩散与单纯扩散的区别

比较项	单纯扩散	易化扩散
转运率	慢	快
饱和现象	无饱和现象	有饱和现象
特异性	无特异性	有特异性
以膜蛋白为中介	不需要	需要
顺浓度梯度/顺电位梯度	是	是
耗能情况	不耗能	不耗能

（三）主动转运

1.定义：细胞通过泵蛋白的自身耗能，将分子或离子由低浓度向高浓度移动的过程。

2.特征：①逆电—化学梯度（耗能）；②结构特异性；③饱和现象。

3.类型：分为原发性主动转运和继发性主动转运。

(1)原发性主动转运：细胞直接利用 ATP 将物质逆浓度梯度和电位梯度的跨膜转运，包括钠钾泵、钙泵、质子泵等。

(2)继发性主动转运：利用原发性钠泵建立的 Na^+ 势能储备进行的第二次物质跨膜的主动转运。例如，①小肠上皮对葡萄糖的转运过程：在管腔膜侧［葡萄糖（逆浓度）＋Na^+（顺浓度）］共用载体→进入上皮细胞→在基底膜侧［葡萄糖（载体）＋Na^+ 泵］→进入血液。②Na^+-Ca^{2+} 交换体：3 个 Na^+ 进入细胞内，1 个 Ca^{2+} 排出细胞外的膜蛋白。

4.钠泵。

(1)定义：具有 ATP 酶活性的主动转运钠—钾离子的膜蛋白称为钠泵。

(2)化学本质：Na^+-K^+ 依赖性 ATP 酶。

(3)分子结构与功能的关系（见表 2-6）。

表 2-6　钠泵的分子结构与功能的关系

亚单位	跨膜次数	钠泵分子二级结构	功　能
α 亚单位	10 次	H1～H2 胞外环	哇巴因(ouabain)结合位点
		H3～H4 胞外环	K^+ 结合位点
		H5～H6 胞外环	K^+ 结合位点
		H4～H5 胞内环	ATP 结合位点，ATP 酶磷酸化位点
		H6～H7 胞内环	Na^+ 结合位点
		H8～H9 胞内环	Na^+ 结合位点

(4)转运机制：细胞消耗一个 ATP 分子，3 个 Na^+ 泵出细胞外，2 个 K^+ 泵入细胞内。

(5)运转结果：造成超极化。消耗一个 ATP 分子，胞外净增一个正电荷称为生电性钠泵。

(6)特征：方向性（定向性）。

(7)调控或影响因素：当胞内钠↑、血钠↓、血钾↑时，引起 Na^+ 的外向流量↑和 K^+ 的内向流量↑。

(8)启动钠泵的最敏感因素：细胞内 Na^+↑。

(9)生理作用和意义：

1)保证细胞内外 Na^+、K^+ 不均匀分布，有利于细胞生物电的形成。

2)提供细胞外高钠，建立 Na^+ 势能储备，为继发性主动转运葡萄糖和氨基酸作准备。

3)细胞内高钾，为胞内生化反应提供必要条件，也是产生静息电位的前提条件。

4)把细胞外 K^+ 及时泵入细胞内，防止高血钾。

5)维持细胞质渗透压和细胞容积相对稳定，防止细胞水肿。

6)为 Na^+-Ca^{2+} 交换提供动力，维持细胞内 Ca^{2+} 浓度稳定发挥作用。

7)为 Na^+-H^+ 交换提供动力，维持细胞内 pH 稳定发挥重要作用。

(10)钠泵阻断剂：哇巴因。

（四）膜泡运输：出胞和入胞

1.出胞。

(1)定义：大分子物质（激素、酶原、神经递质）以分泌囊泡方式排出细胞外的过程。

(2)过程：①内质网合成；②高尔基复合体输送；③囊胞形成；④囊胞外排。

(3)调控因素：①膜电位；②化学信号，Ca^{2+}内流、激素。

2.入胞。

(1)定义：物质团块或大分子物质（某些血浆蛋白、抗原、细菌、病毒等）进入细胞。

(2)过程：①辨认；②异物小胞形成；③与容酶体结合；④被水解酶消化、分解。

三、细胞的信息传导功能

（一）概述

1.跨膜信号转导：生物活性物质（激素、神经递质和细胞因子）通过受体或离子通道的作用，激活或抑制细胞功能的过程。

2.受体。

(1)定义：细胞特异地接受化学物质（激素、递质、药物）的蛋白质称为受体。

(2)类型。

1)依据受体所在部位分成：膜受体、胞质受体、核受体。

2)依据受体作用分成：离子通道型受体、G蛋白耦联受体、酶联型受体、招募型受体。

(3)本质：蛋白质或酶。

(4)特点：①结构特异性；②饱和性；③结合可逆性。

(5)激动剂：与受体结合后，引起特定生物效应的物质称为受体激动剂。

(6)阻断剂：与受体结合后，不引起或减少生物效应的物质称为受体阻断剂。

3.配体：凡能与受体发生特异性结合的活性物质。

（二）G蛋白耦联受体介导途径（见表2-7）

表2-7　G蛋白耦联受体介导途径

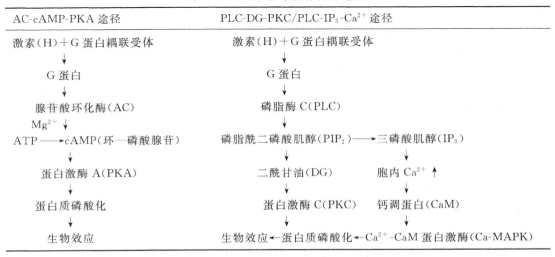

AC-cAMP-PKA 途径	PLC-DG-PKC/PLC-IP$_3$-Ca^{2+} 途径	
激素（H）＋G蛋白耦联受体	激素（H）＋G蛋白耦联受体	
↓	↓	
G蛋白	G蛋白	
↓	↓	
腺苷酸环化酶（AC）	磷脂酶C（PLC）	
Mg^{2+}		
ATP──→cAMP（环—磷酸腺苷）	磷脂酰二磷酸肌醇（PIP$_2$）──→三磷酸肌醇（IP$_3$）	
↓	↓	↓
蛋白激酶A（PKA）	二酰甘油（DG）	胞内Ca^{2+}↑
↓	↓	↓
蛋白质磷酸化	蛋白激酶C（PKC）	钙调蛋白（CaM）
↓	↓	↓
生物效应	生物效应←蛋白质磷酸化←Ca^{2+}-CaM蛋白激酶（Ca-MAPK）	

3.G蛋白:存在细胞膜内侧,对效应器酶起耦联调节作用的GTP结合蛋白。

4.G蛋白效应器:G蛋白直接作用的靶标,包括效应器酶、离子通道、膜转运蛋白等。效应器酶是在细胞膜上能够催化生成第二信使的酶,包括腺苷酸环化酶(AC)、磷脂酶C(PLC)、磷酸二酯酶(PDE)、磷脂酶A_2(PLA$_2$)等。

5.第二信使:细胞外信号分子作用细胞膜后产生的细胞内信号分子,如cAMP、DG、IP$_3$、cGMP、Ca^{2+}、花生四烯酸及其代谢产物等。

6.蛋白激酶:由第二信使直接作用的、引起蛋白质磷酸化的酶类,如蛋白激酶A(PKA)、蛋白激酶C(PKC)、钙调蛋白激酶(Ca-MAPK)、酪氨酸蛋白激酶(PTK)等。

(三)酶耦联受体介导途径(见表2-8)。

表2-8 酶耦联受体介导途径

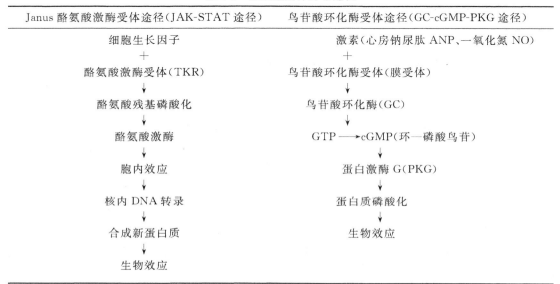

Janus酪氨酸激酶受体途径(JAK-STAT途径)	鸟苷酸环化酶受体途径(GC-cGMP-PKG途径)
细胞生长因子 + 酪氨酸激酶受体(TKR) → 酪氨酸残基磷酸化 → 酪氨酸激酶 → 胞内效应 → 核内DNA转录 → 合成新蛋白质 → 生物效应	激素(心房钠尿肽ANP、一氧化氮NO) + 鸟苷酸环化酶受体(膜受体) → 鸟苷酸环化酶(GC) → GTP → cGMP(环—磷酸鸟苷) → 蛋白激酶G(PKG) → 蛋白质磷酸化 → 生物效应

(四)离子通道型受体介导途径(递质—受体/通道传递途径)

1.神经递质:神经末梢释放的具有信息传递作用的化学物质。

2.兴奋在神经—肌肉接头处的传递。

(1)形态结构:接头前膜(神经末梢膜)—接头间隙—接头后膜(骨骼肌终板膜)。

(2)传递过程:神经冲动(动作电位)→神经末梢(接头前膜)去极化→电压依从式Ca^{2+}通道开放→Ca^{2+}入胞→囊泡量子释放ACh→接头间隙(剩余ACh经胆碱酯酶水解成胆碱＋乙酰辅酶A)→ACh→作用终板膜N$_2$受体α亚单位(N-型ACh门控通道)→化学依从式Na^+通道和少量K^+通道开放→Na^+内流、少量K^+外流→终板膜局部去极化→产生终板电位→总和效应→肌细胞膜电压门控Na^+通道、K^+通道开放→产生动作电位。

(3)传递特点:①单向性;②时间延搁;③易受理化因素影响。

(4)终板电位。

1)定义:终板膜对Na^+、K^+通透性↑,引起局部去极化的局部电位称为终板电位。

2)证据:ACh是终板电位的化学递质,终板电位是化学依从式局部电位。

3)特点:①无"全或无"现象;②具有总和现象;③无不应期;④呈现紧张性扩布。

(5)终板膜ACh受体通道阻断剂:筒箭毒、α银环蛇毒、阿曲库铵(卡肌宁)。

（6）胆碱酯酶抑制剂：新斯的明、有机磷农药。

（7）神经—肌肉接头传递的异常（见表 2-9）。

表 2-9　神经—肌肉接头传递的异常

相关疾病	产生原因
重症肌无力	自身免疫抗体对终板膜 ACh 受体通道的破坏作用
肌无力综合征肌病	自身免疫抗体对神经末梢 Ca^{2+} 通道的破坏作用
肉毒杆菌中毒性肌无力	毒素抑制接头前膜释放 ACh

四、细胞的兴奋性

（一）刺激

1.定义：引起机体发生反应的环境因素变化称为刺激。

2.类型：物理刺激（声—光—电）；化学刺激（代谢物、药物、毒物）；生物刺激（细菌、病毒）。

3.电刺激三要素：刺激强度（I）；刺激持续时间（t）；强度对时间变化率（dI/dt）。

4.固定 I 和 dI/dt 时：引起兴奋的最小强度称为阈强度或阈值，阈值与兴奋性呈反变关系，阈值是衡量兴奋性的简便指标。

5.当 dI/dt 固定不变时，通过强度（I）—时间（t）曲线[$I=a+b/t$]：

当 $t\to\infty$ 时，阈值或基强度 $I=a$；当 $I=2a$ 时，时值 $t=b/a$；时值是在两倍基强度（$I=2a$）的刺激下，引起兴奋的时间值。阈值和时值皆可衡量兴奋性。

6.刺激的极性法则：

（1）当细胞外刺激时，兴奋产生在阴极。

（2）当细胞内刺激时，兴奋产生在阳极。

（3）当细胞内刺激时，形成跨膜外向电流。

1）外向电流：正电荷从胞内向胞外流动。

2）内向电流：正电荷从胞外向胞内流动。

（二）兴奋

1.定义：细胞受刺激后产生反应或动作电位称为兴奋。

2.本质：动作电位。

3.可兴奋组织：神经、肌肉、腺体。

4.特点。

（1）全或无现象：即动作电位的幅值和传导距离不随刺激强度而变化。

（2）可传导性。

（3）具有不应期：即可兴奋细胞对阈上刺激不发生任何反应的时期。

5.兴奋的产生条件：刺激≥阈值；造成去极化。

6.兴奋的衡量标准——兴奋性。

（1）定义：细胞受刺激产生反应或动作电位的能力称为兴奋性。

（2）兴奋性与阈值呈反变关系。

（3）兴奋性的周期性变化（见表 2-10）。

表 2-10 兴奋性的周期性变化

比较项 周期	动作电位时相	刺激强度	电位反应	兴奋性	Na^+ 通道状态
绝对不应期	去极化相＋复极相	阈上	无	最小(零)	失活
相对不应期	负后电位前部	阈上	可产生动作电位	渐增	逐渐恢复
超常期	负后电位后部	阈下	产生动作电位	最大(超正常)	基本恢复
低常期	正后电位	阈上	产生动作电位	低于正常	完全恢复

7.产生兴奋的最大值定理:产生动作电位的最大数值是细胞绝对不应期的倒数。

五、细胞电生理

(一)静息电位

1.定义:静息状态的细胞膜两侧的电位差称为静息电位。

2.引导方法:微小电极细胞内记录法。

3.细胞膜状态。

(1)极化:细胞膜外部为正电荷,细胞膜内部为负电荷。

(2)去极化:膜内电位负值(幅度或幅值)减少。

(3)复极化:膜内电位负值恢复极化状态的过程。

(4)超极化:膜内电位负值(幅度或幅值)增加。

(5)反极化:细胞膜外部是负电荷,细胞膜内部是正电荷。

4.静息电位形成的前提条件:钠泵活动造成的细胞膜内、外离子不均匀分布,即细胞外主要是 NaCl,细胞内主要是 K^+。

5.静息电位的形成原理。

(1)K^+ 平衡电位是静息电位形成的主要原因。

1)细胞内、外离子分布不均匀:胞内高 K^+,胞外高 Na^+,形成胞内—外 K^+ 浓度梯度。

2)在安静状态,细胞膜对 K^+ 通透性大,K^+ 化学浓度梯度(动力)＝K^+ 电位梯度(阻力),形成 K^+ 电—化学平衡＝E_{K^+}。

⑶ K^+ 电—化学平衡电位称为静息电位,即:E_{K^+}＝RP。

(2)少量 Na^+ 的扩散也将影响静息电位。

(3)钠泵活动也参与静息电位的形成。

6.理论计算(Nernst 公式)。

在 27℃时,气体常数 R,绝对温度 T,离子价 Z,Faraday 常数 F,K^+ 电—化学平衡电位 E_{K^+}:

$$E_{K^+}=\frac{RT}{ZF}\ln\left(\frac{[K^+]_{外}}{[K^+]_{内}}\right)=59.5\lg\left(\frac{[K^+]_{外}}{[K^+]_{内}}\right)[\ mV\ ]$$

7.实验证据:细胞外 K^+ 对蛙缝匠肌静息电位的影响。

8.实测静息电位略小于 K^+ 平衡电位的原因:①少量 Na^+ 内流;②生电性钠泵的作用。

9.影响静息电位的因素。

(1)钾离子对静息电位的影响(见表 2-11)。

表 2-11　钾离子对静息电位的影响

K$^+$ 浓度变化		$\Delta[K^+]=[K^+]_内-[K^+]_外$	静息电位幅度
细胞外	↑[K$^+$]$_外$	减小	减小
	↓[K$^+$]$_外$	增加	增加
细胞内	↑[K$^+$]$_内$	增加	增加
	↑[K$^+$]$_内$	减小	减小

(2)细胞膜对 K$^+$ 和 Na$^+$ 的通透性:膜对 K$^+$ 的通透性增大,静息电位增大;膜对 Na$^+$ 的通透性增大,静息电位减小。

(3)钠泵活动对静息电位的影响:

1)肾上腺素、去甲肾上腺素→钠泵兴奋→[K$^+$]$_内$↑→静息电位幅度↑。

2)缺氧、低温、钠泵抑制剂(哇巴因)、代谢抑制剂等→钠泵抑制→[K$^+$]$_内$↓→静息电位幅度↓。

(二)局部电位

1.定义:在静息电位与阈电位之间的电位称为局部电位。

2.引起局部反应的刺激:阈下刺激,即小于阈刺激的刺激。

3.形成原因:少量 Na$^+$ 通道开放,引起少量 Na$^+$ 内流,造成去极化,使静息电位↓。

4.特征:①呈现电紧张扩布;②具有总和效应;③无"全或无"现象;④没有不应期。

5.分布:终板膜为终板电位;视网膜为感受器电位;轴—胞突触为突触电位。

(三)阈电位

1.定义:引起 Na$^+$ 通道突然开放的临界的膜电位数值称为阈电位。

2.关系:①阈电位≈静息电位+15mV;②阈电位>局部电位。

(四)动作电位

1.定义:细胞受刺激产生兴奋时,发生短暂的、可逆的膜内电位变化称为动作电位。

2.引导方法:细胞内记录法。

3.波形与形成原理(见表 2-12)。

表 2-12　动作电位的形成原理

波形时相	膜电位(mV)	形成原理	膜电流	阻断剂
去极相(上升支)	−70～+35	Na$^+$ 通道开放,大量 Na$^+$ 内流形成	I_{Na}	河豚毒(TTX)
超射值(最高点)	+35	Na$^+$ 电—化学平衡电位		
复极相(下降支)	+35～−55	K$^+$ 通道开放,大量 K$^+$ 外流形成	I_K	四乙胺(TEA)
负后电位(去极化后电位)	−55～−70	K$^+$ 外流蓄积,K$^+$ 外流停止		
正后电位(超极化后电位)	小于−70	钠泵活动形成	I_P	哇巴因

4.特点:①不衰减性传导;②呈现"全或无"现象;③具有不应期;④脉冲式波形。

5.实验证实:

(1)海水实验。

(2)电压钳实验。

（3）膜片钳实验。

1）膜片钳是测量单通道离子电流和电导的技术。

2）单通道特性：①"全或无"式开放和关闭；②电流曲线呈方波状；③开放时间呈随机性；④开放概率与通道调控物有关。

6.动作电位的传导。

（1）在无髓神经纤维的传导：传导方式为局部电流。局部电流传导方向见表2-13。

（2）在有髓神经纤维的传导：传导方式为跳跃式局部电流；局部电流传导方向（见表2-13）。

表 2-13   局部电流传导方向

所在部位	细胞膜外	细胞膜内	静息部	兴奋部
局部电流方向	静息部→兴奋部	兴奋部→静息部	外向电流	内向电流

（3）动作电位传导与局部电紧张扩布的比较（见表2-14）。

表 2-14   动作电位传导与局部电紧张扩布的比较

比较项	动作电位传导	局部电紧张扩布
传导速度	慢	快
传导距离	远	短
不应期	有	无
信息衰减	不衰减	随时间和距离的延长迅速衰减
总和	不能总和，呈现"全或无"式	具有时间和空间总和
机制	兴奋部通过局部电流刺激相邻未兴奋部	

7.影响因素（见表2-15）。

表 2-15   钠、钾离子对动作电位的影响

变化因素		$\Delta[K^+]=[K^+]_内-[K^+]_外$	静息电位幅度	$\Delta[Na^+]=[Na^+]_外-[Na^+]_内$	动作电位幅度
细胞外	↑$[K^+]_外$	减小	减小	不变	减小
	↓$[K^+]_外$	增加	增加	不变	增加
	↑$[Na^+]_外$	不变	不变	增加	增加
	↓$[Na^+]_外$	不变	不变	减小	减小
细胞内	↑$[K^+]_内$	增加	增加	不变	增加
	↓$[K^+]_内$	减小	减小	不变	减小
	↑$[Na^+]_内$	不变	不变	减小	减小
	↓$[Na^+]_内$	不变	不变	增加	增加

（五）静息电位、局部电位、阈电位、动作电位的主要区别（见表 2-16）

表 2-16 静息电位、局部电位、阈电位、动作电位的主要区别

膜电位 \ 项目	刺激	膜电位情况	细胞膜状态	通道开放情况
静息电位	无刺激	稳定在极化时负值	极化	K^+ 通道开放为主
局部电位	阈下刺激	静息电位与阈电位之间	局部去极化	Na^+ 通道少量开放
阈电位	阈刺激	稳定在去极化的负值	去极化	Na^+ 通道突然开放
动作电位	阈上刺激	阈电位→超射值→后电位	去极化→反极化→复极化→超极化	上升相:Na^+ 通道大量开放 下降相:K^+ 通道开放

六、骨骼肌的收缩功能

（一）骨骼肌的结构

骨骼肌由肌细胞所组成,具体结构如图 2-2 所示。

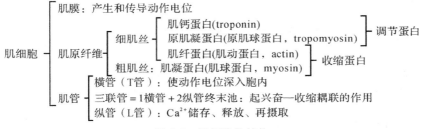

图 2-2 肌细胞的结构

（二）骨骼肌的收缩作用

1.结构基础——肌节（sarcomere）。

肌节是骨骼肌收缩和舒张的功能单位,位于两相邻 Z 线之间。

肌节＝1暗带＋ 两个 1/2 明带 ＝ 2×6 细肌丝＋1 粗肌丝。

安静时,肌节长度为 $2.0\sim2.2\mu m$;收缩时,肌节长度缩短。

2.收缩机制（肌丝滑行学说）。

（1）定义:以肌节的细肌丝向粗肌丝的滑行为基础的肌肉收缩机制称为滑行学说。

（2）基本内容/过程:肌纤维（肌细胞）去极化→ 钙池释放 Ca^{2+} → ↑肌浆 Ca^{2+} $[10^{-5}mol/L]$→ Ca^{2+}＋肌钙蛋白C(Tn C)→肌钙蛋白变构→原肌凝蛋白变构→横桥＋肌纤蛋白（肌动蛋白）→ 细肌丝向粗肌丝滑行→ 明带缩短,H 带缩短,暗带不变→ 肌节缩短→ 肌原纤维缩短→ 肌纤维缩短→ 肌肉收缩→ ↓肌浆 Ca^{2+} $[10^{-7}mol/L]$ → Ca^{2+} 分离肌钙蛋白→ 肌凝蛋白复位→ 肌肉舒张。

（三）兴奋—收缩耦联

1.定义:连接肌纤维电兴奋和肌纤维收缩的中介过程称为兴奋—收缩耦联。

2.基本过程:兴奋经横管入胞质,激活肌膜 L 型钙通道,引起肌质网 SR 膜钙释放通道（RYR）开放,SR 释放 Ca^{2+} 入胞,胞内 Ca^{2+} ↑,Ca^{2+} 结合肌钙蛋白,肌丝滑行,肌肉收缩,Ca^{2+} 泵激活大部分 Ca^{2+} 回收肌质网,少量 Ca^{2+} 由肌膜 Na-Ca 交换和钙泵排出胞外。

3.兴奋—收缩耦联因子:Ca^{2+}。

(四)骨骼肌的收缩形式

1.等长收缩与等张收缩的比较(见表2-17)。

表 2-17　等长收缩与等张收缩的比较

比较项	等长收缩	等张收缩
定义	肌肉收缩长度相等,张力变化的收缩	肌肉收缩张力相等,长度变化的收缩
发生期间	负荷≥肌肉收缩力(肌张力); P_0(最大张力); 对抗重力、维持姿势时	肌张力>负荷; 通常肌肉收缩方式:先等长收缩,后等张收缩, 即先张力变化,后长度变化
肌肉长度	不变	缩短
肌肉张力	增加	不变
肌小节	有的缩短,有的被拉长	全部缩短
肌丝滑行	无(不明显)	有
功能	不能做外功,耗能产热,维持姿势	可做外功

2.单收缩与强直收缩的比较(见表2-18)。

表 2-18　单收缩与强直收缩的比较

比较项	单收缩	强直收缩
定义	肌肉受到一次有效刺激,爆发一次动作电位,产生单次收缩称为单收缩	肌肉受到多次有效刺激,爆发多次动作电位,产生单收缩的复合称为强直收缩
曲线表现	潜伏期:由刺激到开始收缩的时期 收缩期:曲线上升期 舒张期:曲线下降期	不完全强直收缩:刺激频率较慢,第二次刺激在舒张期的强直收缩; 完全强直收缩:刺激频率较快,第二次刺激在收缩期的强直收缩

(五)骨骼肌收缩的影响因素

骨骼肌收缩的影响因素有前负荷、后负荷和肌肉收缩力(见表2-19)。

表 2-19　骨骼肌收缩的影响因素

项目	前负荷	后负荷
概念	肌肉收缩前已存在的负荷,又称初长度	肌肉收缩后承受的负荷
曲线表现	长度—张力曲线 (1)最适初长度(最适前负荷):肌肉产生最大张力的初长度(前负荷); (2)在最适初长度时,肌小节长度为 $2.0\sim2.2\mu m$,产生最大张力,收缩速度最快,做功效率最高; (3)在一定范围内(<最适初长度时),初长度与肌张力呈正比关系; (4)当初长度>最适初长度时,初长度与肌张力呈反比关系	张力—速度曲线 (1)肌张力(后负荷)与肌肉缩短速度呈反比关系; (2)P_0(肌肉最大张力)和 V_{max}(肌肉最大缩短速度)是肌肉收缩能力的衡量指标; (3)后负荷=30% P_0 时,肌肉输出功率最大(功率=张力×速度); (4)肌肉处于 P_0 时,肌肉呈现等长收缩方式($\triangle$长度=0); (5)肌肉做功=长度×肌张力

3. 肌肉收缩能力。

(1)定义:肌肉不依赖前、后负荷变化的内在固有的功能状态和能力称为肌肉收缩能力。

(2)决定因素:兴奋—收缩耦联、肌肉蛋白活性、横桥功能。

(3)影响因素:①促进因素,包括 Ca^{2+}、咖啡因、肾上腺素;②抑制因素,包括缺氧、酸中毒、能源↓。

(4)衡量指标:肌肉最大张力(P_0)和肌肉最大缩短速度(V_{max})(见表 2-20)。

表 2-20　肌肉收缩能力对长度—张力曲线和张力—速度曲线的影响

比较项目	长度—张力曲线	张力—速度曲线
肌肉收缩能力增加	左上移	右上移,P_0↑,V_{max}↑
肌肉收缩能力减少	右下移	左下移,P_0↓,V_{max}↓

七、平滑肌

(一)致密体结构

在两个致密体之间存在粗肌丝(肌凝蛋白)和细肌丝(肌纤蛋白)。

(二)功能分类

平滑肌的功能分类见表 2-21。

表 2-21　平滑肌的功能分类

	单位平滑肌(内脏平滑肌,类似心肌)	多单位平滑肌(类似骨骼肌)
代表性平滑肌	胃肠道、子宫、输尿管、膀胱等内脏平滑肌	睫状肌、虹膜肌、竖毛肌、气道和大血管平滑肌
细胞间联系	低电阻通道电耦联(缝隙连接)	无缝隙连接
自动节律性	有	无
敏感刺激	机械牵拉	电刺激
自主神经支配	有,较少	每细胞接受一条自主神经支配

(三)平滑肌收缩机制

兴奋性递质、激素或药物→膜受体→G 蛋白→胞质 Ca^{2+} ↑→Ca^{2+}＋钙调蛋白(CaM)→Ca^{2+}-CaM→肌凝(球)蛋白轻链激酶(MLCK)活化→肌凝(球)蛋白磷酸化→横桥运动→平滑肌收缩→Ca^{2+} ↓→肌凝蛋白去磷酸化→舒张。

【概念】

1.单纯扩散(simple diffusion);

2.易化扩散(facilitated diffusion);

3.载体(carrier);

4.通道(channel);

5.主动转运(active transport);

6.钠—钾泵(sodium-potassium pump);

7.继发性主动转运(secondary active transport);

8.出胞(exocytosis);

9. 入胞（endocytosis）；

10. G 蛋白（G protein）；

11. 效应器酶（effector enzyme）；

12. 第二信使（second messenger）；

13. 神经递质（neurotransmitter）；

14. 受体（receptor）；

15. 终板电位（endplate potential）；

16. 刺激（stimulation）；

17. 阈值/阈强度（threshold）；

18. 兴奋（excitation）；

19. 可兴奋组织（excitable tissue）；

20. 全或无现象（all or not）；

21. 不应期（refractory period）；

22. 兴奋性（excitability）；

23. 绝对不应期（absolute refractory period）；

24. 静息电位（resting potential）；

25. 极化（polarization）；

26. 去极化（depolarization）；

27. 超极化（hyperpolarization）；

28. 局部电位（local potential）；

29. 阈电位（threshold potential）；

30. 动作电位（action potential）；

31. 超射（overshoot）；

32. 膜片钳（patch clamp）；

33. 肌丝滑行学说（myofilament sliding theory）；

34. 兴奋—收缩耦联（excitation-contraction）；

35. 等长收缩（isometric contraction）；

36. 等张收缩（isotonic contraction）；

37. 单收缩（twitch）；

38. 强直收缩（tetanus）；

39. 前负荷和后负荷（preload and afterload）；

40. 最适前负荷（optimal preload）；

41. 最适初长度（optimal initial length）；

42. 肌肉收缩能力（contractility）。

【思考题】

1. 试述细胞膜的物质转运形式及其特点。

2. 试比较单纯扩散与易化扩散的区别。

3. 何谓载体和通道？它们各有何特征？

4.什么是钠泵？钠泵的化学本质及其分子结构与功能的关系如何？它的运转机制以及生理意义是什么？

5.何谓继发性主动转运？试以葡萄糖在小肠上皮细胞的吸收为例说明。

6.何谓第二信使？试述以 cAMP、DG 和 IP_3 为第二信使的传递过程。

7.试述神经—肌肉接头处的传递过程。

8.何谓终板电位？其特点有哪些？形成终板电位的化学递质是什么？

9.什么是兴奋？其本质和特点有哪些？产生兴奋的条件是什么？

10.什么是兴奋性？神经细胞兴奋性的周期性是如何变化的？

11.什么是静息电位、动作电位？其形成原理各是什么？

12.细胞外液的钠离子、钾离子变化对细胞静息电位和动作电位的影响是怎样的？

13.何谓局部电位？有何特点？

14.测量细胞单通道的电生理技术是什么？单通道的电生理特性有哪些？

15.试比较局部电位与动作电位的区别。

16.什么是肌丝滑行学说？简述骨骼肌收缩的肌丝滑行过程或内容。

17.何谓前负荷、后负荷、肌肉收缩能力？它们对肌肉收缩有何影响？

18.在蛙坐骨神经—腓肠肌标本上，单次阈上电刺激坐骨神经，在腓肠肌记录到单收缩曲线，试述产生上述现象的生理过程。

【本章总括】

细胞膜：结构/化学组成（脂质、蛋白、糖）

物质转运
- 单纯扩散：概念/扩散通量/转运物质/特点
- 易化扩散：概念/特点/载体（概念/特征/转运物）/通道（概念/阻断剂/特征/调控/意义）
- 钠泵：概念/化学本质/分子结构与功能/运转机制/转运结果/特征/调控/生理意义
- 继发性主动转运（跨上皮转运）：概念/前提条件/部位/过程

信息传递
- AC-cAMP-PKA 途径：过程/G 蛋白/效应器酶/第二信使/cAMP
- PLC-DG-PKC/PLC-IP_3-Ca^{2+} 途径：过程/DG/IP_3
- 酪氨酸激酶受体途径（JAK-STAT 途径）：过程
- 鸟苷酸环化酶受体途径（GC-cGMP-PKG 途径）：过程/cGMP
- 神经—肌肉接头传递：传递过程/传递特点/终板电位（概念/特点/化学递质）/传递异常

兴奋性
- 刺激：概念/类型/电刺激要素/阈值/时值/极性法则
- 兴奋：概念/本质/可兴奋组织/特点/产生条件/最大值定理/兴奋性（概念/周期性/阈值关系）

细胞电生理
- 静息电位：概念/记录法/细胞膜状态/产生条件/形成原理/理论公式/缝匠肌实验/影响因素
- 局部电位：含义/刺激条件/形成原因/特征/分布
- 阈电位：概念/与静息电位的关系
- 动作电位：概念/记录法/形成原理/特点/海水实验/电压钳/膜片钳/传导/影响因素

收缩功能
- 骨骼肌：结构/肌小节/滑行学说（概念/内容）/等长和等张收缩/单收缩/强直收缩/影响因素
- 兴奋—收缩耦联：概念/过程/耦联因子

平滑肌　结构/分类（单位平滑肌/多单位平滑肌）/收缩机制

第三章

血液生理

【大纲要求】

　1.掌握生理性止血与血液凝固,红细胞生理,血量、ABO 血型、输血。

　2.熟悉血液的理化特性、血小板特性和功能、纤维蛋白溶解。

　3.了解血液的组成、血浆和血浆蛋白的功能、白细胞生理、造血器官和造血过程。

【纲要内容】

一、血液的组成、特性和功能

（一）血液的组成

1.组成（见图 3-1）。

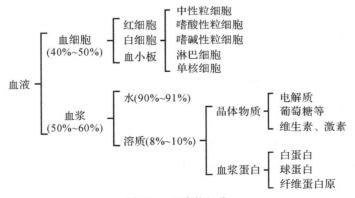

图 3-1　血液的组成

　2.血细胞比容:血细胞占全血的容积百分比又称红细胞比容。正常值:♂40％～50％,♀37％～48％。

　3.血量:正常成人血液总量约等于体重的 7％～8％;体重 60kg 的成人,血量4.2～4.8L。

4.血浆与血清的区别(见表 3-1)。

表 3-1　血浆与血清的区别

比较项	定义	凝血因子	纤维蛋白原	血小板因子
血浆	抗凝血液分离出的液体	含有	含有	不含有
血清	血液凝固后分离出的浅黄色液体	不含有	不含有	含有

5.血浆蛋白:正常成人血浆蛋白含量 65～85g/L。

(1)分类。

1)盐析法:白蛋白(40～48g/L)、球蛋白(15～30g/L)、纤维蛋白原。

2)电泳法:白蛋白,前白蛋白,α_1-、α_2-、β-、γ-球蛋白,纤维蛋白原。

(2)血浆蛋白的主要功能(见表 3-2)。

表 3-2　血浆蛋白的主要功能

类　型	功　能
白蛋白	形成血浆胶体渗透压、运输低分子和脂溶性物质
α-球蛋白、β-球蛋白	运输脂质、激素、离子、维生素、代谢产物等
γ-球蛋白	大部分免疫球蛋白是 γ-球蛋白,它具有酶的作用,参与抗体形成
纤维蛋白原	参与血液凝固过程
α_2-巨球蛋白	抗凝和纤溶作用
血浆蛋白	营养作用

(二)理化特性

1.比重:红细胞(1.090～1.092)＞全血(1.05～1.06)＞血浆(1.025～1.03)。

2.黏滞性∝血细胞、血浆蛋白。

3.酸碱度(pH):

正常人血浆 pH＝7.35～7.45,酸中毒 pH＜7.35,碱中毒 pH＞7.45。

维持血液酸碱平衡的重要缓冲对是 $NaHCO_3/HCO_3$＝20/1。

4.渗透压。

(1)渗透现象:半透膜(细胞膜)相隔的两种液体产生渗透现象。

(2)渗透压:溶液具有吸引和保留水的能力或压力称为渗透压。

(3)渗透压∝溶液颗粒数。

(4)单位:$1mmol/L＝1mOsm/kgH_2O＝19.3mmHg＝2.58kPa$。

(5)比较血浆晶体渗透压与血浆胶体渗透压(见表 3-3)。

(三)血液的功能

1.Hb 运输 O_2 和 CO_2 的运输作用。

2.血液中缓冲对完成缓冲作用。

3.白细胞、抗体、补体承担免疫和防御作用。

4.血小板和凝血因子完成凝血和止血作用。

5.稳定内环境。

表 3-3 血浆晶体渗透压与血浆胶体渗透压的比较

比较项	血浆晶体渗透压	血浆胶体渗透压
定义	血浆内由晶体物质构成的渗透压。	血浆内由胶体物质构成的渗透压
构成物	电解质(NaCl)	血浆蛋白(白蛋白)
数值	$300mOsm/kgH_2O$	$1.3mOsm/kgH_2O$
生理意义	维持红细胞内外水平衡和正常形态	维持毛细血管内外水平衡,防止组织水肿
产生原因	电解质易过血管壁,不易过细胞膜	胶体物质不易通过血管壁

6.调节体温。

7.维持兴奋性。

二、血细胞

(一)概述

1.分类:红细胞、白细胞、血小板。

2.造血器官:卵黄囊(胚胎早期)→肝、脾(胚胎第二月)→骨髓(胚胎第五月)。

3.造血过程:造血干细胞→多系祖细胞→单系祖细胞→前体细胞→成熟细胞。

(二)红细胞

1.形态:双凹圆碟形,直径 $7\sim8\mu m$。

2.结构:液态镶嵌模型的红细胞膜+红细胞内的血红蛋白。

3.数量:男性$(4\sim5.5)\times10^{12}/L$;女性$(3.5\sim5.0)\times10^{12}/L$。

4.功能。

(1)血红蛋白(Hb)运输 O_2 和 CO_2。

Hb:红细胞内的蛋白质;Hb 正常值:♂12%~16%;♀11%~15%。

2)缓冲作用。

5.特性。

(1)悬浮稳定性。

1)定义:红细胞在血浆中保持悬浮的特性称为悬浮稳定性。

2)产生机制:红细胞膜唾液蛋白与血浆白蛋白都带负电荷,产生了同性相斥作用。

3)衡量指标——红细胞沉降率(血沉)。

① 定义:在血沉管内第 1 小时末红细胞下降的距离称为红细胞沉降率,简称血沉。

② 正常值:♂0~15mm/h;♀0~20mm/h。

③ 血沉与悬浮稳定性的关系:反变关系。

④ 影响因素:月经、妊娠、活动性肺结核、风湿、恶性肿瘤 → 血沉↑;

带正电荷(纤维蛋白、球蛋白、胆固醇)→ 红细胞叠连→ 血沉↑。

(2)渗透脆性。

1)定义:红细胞对低渗溶液的抵抗能力称为渗透脆性。

2)RBC 脆性实验:把红细胞放入不同浓度的 NaCl 溶液中,观察红细胞形态的实验(见表 3-4)。

表 3-4　RBC 脆性实验

NaCl 溶液	$0.3\%\sim0.35\%$	0.42%	$0.6\%\sim0.8\%$	$0.85\%\sim0.9\%$
红细胞形态	完全溶血	开始溶血	球型(影细胞)	正常形态

3)等渗溶液是与血浆渗透压相等的溶液。如 $0.9\%NaCl$(生理盐水),1.9%尿素。

4)等张溶液是保持红细胞正常形态的盐溶液。如 $0.9\%NaCl$。

5)渗透脆性与抵抗力的关系:反变关系。

(3)可塑变形性。

1)定义:红细胞 RBC 的可变形性又称红细胞可塑变形性。

2)影响因素:①表面积/体积与可塑性呈正变关系;②红细胞内黏度与可塑性呈反变关系;③红细胞膜弹性与可塑性呈正变关系。

6.红细胞生成与调节(见图 3-2):

爆式促进因子(BPA)

↓

红系干细胞→红系定向祖细胞(BFU-E→CFU-E)→红系前体细胞(幼红细胞→网织红细胞)→成熟红细胞

↑　　　　↑

促红细胞生成素(EPO)

↑

肾血流、肾耗氧量→EPO 生成细胞(肾管周细胞、肝细胞)

↑

大气氧分压、心脏泵功能、血容量→氧感受器←血红蛋白浓度、氧亲和力、成熟红细胞数量

图 3-2　红细胞生成与调节

促进红细胞生成的激素:雄激素、甲状腺激素、生长素、糖皮质激素。

7.促红细胞生成素。

(1)定义:肾脏和肝脏生成,作用于红系祖细胞和前体细胞,促进红细胞成熟的糖蛋白。

(2)化学本质:糖蛋白。

(3)生成器官:肾皮质管周细胞(成纤维细胞、内皮细胞)、肝。

(4)基因定位:7 号染色体。

(5)临床意义:红系祖细胞促红细胞生成素受体缺陷时,易患再生障碍性贫血。

8.贫血:红细胞数量减少或血红蛋白含量降低称为贫血。贫血的不同种类及其诱因见表 3-5。

表 3-5　贫血的种类及其诱因

项目		作　用	引起的贫血
造血(Hb)原料	蛋白质	合成珠蛋白	
	铁	合成血红素	缺铁性贫血(小细胞低色素贫血)
红细胞成熟因子	叶酸	促进 DNA 合成	
	维生素 B_{12}	促进叶酸利用	巨幼红细胞贫血(恶性贫血)
理化因素	放射线,药物	抑制骨髓造血	再生障碍性贫血

9.红细胞破坏:

(1)红细胞寿命 120 天,红细胞破坏的器官是肝、脾。脾功能亢进易发生脾性贫血。

(2)红细胞破坏过程:

1)血管外破坏(占 90%):衰老红细胞→由巨噬细胞吞噬消化→铁、氨基酸→重新利用

$$\downarrow$$

胆红素→肝脏→胆汁→排出体外

2)血管内破坏(占 10%):衰老红细胞→血管内破损→Hb 释放→Hb＋触珠蛋白→肝脏→Hb

$$\downarrow$$

Hb 大量释放

(三)白细胞

1.分类、计数及功能(见表 3-6)。

表 3-6 白细胞的分类与功能

	绝对数($\times 10^9$/L)	功能
中性粒细胞	2.0～7.0	参与急性炎症反应变成脓细胞
嗜酸性粒细胞	0.02～0.5	限制嗜碱性粒细胞,限制速发型过敏反应,参与蠕虫免疫反应
嗜碱性粒细胞	0.0～1.0	释放肝素、组胺,参与过敏性反应
单核细胞	0.12～0.8	吞噬作用
淋巴细胞	0.8～4.0	T 淋巴细胞参与细胞免疫;B 淋巴细胞参与体液免疫
白细胞总数	4.0～10.0	

注:当白细胞总数>10×10^9/L 为白细胞增多;当白细胞总数<4×10^9/L 为白细胞减少。

2.生成与调节。

(1)生成过程:髓系干细胞→粒系定向祖细胞→前体细胞→成熟白细胞。

(2)刺激因子:GM-CSG,G-CSG,M-CSG,Multi-CSG(即 IL-3)。

(3)抑制因子:乳铁蛋白、转化生长因子-β(TGF-β)。

(四)血小板

1.形态:梭形或椭圆形,直径 2～3μm。

2.数量:(100～300)$\times 10^9$/L。

血小板<50×10^9/L,出现紫癜;血小板>1000×10^9/L,易出现血栓。

3.生理特性。

(1)黏着:血管受损→胶原暴露→ 胶原＋vWF→vWF＋GPⅠb/Ⅸ/Ⅴ→ 血小板黏附到胶原上。

(2)释放:血小板释放→ADP、ATP、5-HT、TXA$_2$、β-血小板巨球蛋白、PF$_4$→血小板活化。

(3)聚集:血小板相互粘连称为聚集。

1)血小板聚集(起桥梁作用)参与物质:纤维蛋白原、Ca^{2+}、GPⅡb/Ⅲa。

2)生理性致聚剂:ADP、肾上腺素、5-TH、组胺、胶原、凝血酶、前列腺素。

3)病理性致聚剂:细菌、病毒、免疫复合物、药物等。

4)血小板聚集曲线。

（1）ADP 诱导的血小板聚集曲线呈双相变化；胶原诱导的血小板聚集曲线呈单相变化。

（2）凝聚时相：第一时相（可逆聚集）：损伤组织→ADP（外源性 ADP）；

第二时相（不可逆聚集）：血小板→ADP（内源性 ADP）。

5）机制：致聚剂→血小板膜受体→血小板内第二信使→胞内信息传递→血小板聚集。

前列环素（PGI_2）和血栓素（TXA_2）对血小板聚集的影响见表 3-7。

表 3-7　PGI_2 和 TXA_2 对血小板聚集的影响

比较项	PGI_2	TXA_2
主要合成部位	血管内皮细胞	血小板
腺苷酸环化酶	激活	抑制
cAMP	cAMP ↑	cAMP ↓
胞质 Ca^{2+} 浓度	胞质 Ca^{2+} ↓	胞质 Ca^{2+} ↑
血小板聚集	抑制血小板聚集	促进血小板聚集

（4）收缩：血小板收缩蛋白使血栓坚固。

（5）吸附：血小板表面吸附凝血因子（Ⅰ、Ⅴ、Ⅺ、ⅩⅢ等）。

4.生理功能。

（1）参与凝血：如血小板因子 PF_2、PF_3。

（2）参与纤溶：如纤溶酶、PF_6。

（3）修复血管内皮细胞。

（4）生理性止血。

1）定义：小血管破裂出血，经数分钟后，自行停止出血的现象称为生理性止血。

2）指标：出血时间 1～3min。

3）过程：血管收缩、血小板血栓形成、血液凝固（见图 3-3）。

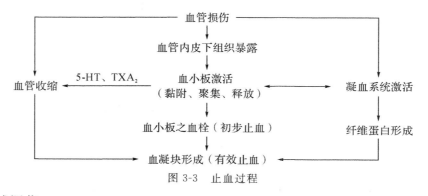

图 3-3　止血过程

5.生成调节：

髓系干细胞 ———————→ 巨核系祖细胞（BFU-MK → CFU-MK）———→ 巨核细胞

促血小板生成素

脱颗粒 ——→ 血小板。

促血小板生成素

三、血液凝固与纤维蛋白溶解

(一)血液凝固

1.定义:血液由流动溶胶态变成不流动胶冻凝血块的过程称为血液凝固。

2.凝血因子:在血液和组织中直接参与凝血的物质称为凝血因子。按罗马数字编号凝血因子 Ⅰ～Ⅴ、Ⅶ～ⅩⅢ(简称 FⅠ～FⅤ、FⅦ～FⅩⅢ)(见表 3-8)。

表 3-8　凝血因子的分类及比较

编号	同义名	合成部位	主要激活物	主要抑制物	主要功能
Ⅰ	纤维蛋白原	肝细胞			形成纤维蛋白
Ⅱ	凝血酶原	肝细胞 需 VK	凝血酶原复合物	抗凝血酶Ⅲ	凝血酶促进生成纤维蛋白 激活Ⅴ-Ⅷ-Ⅺ-ⅩⅢ-血小板
Ⅲ	组织因子	内皮细胞			生理性凝血的启动因子
Ⅳ	Ca^{2+}	肝细胞			辅助因子
Ⅴ	前加速素	内皮细胞 血小板	凝血酶+FⅩa	活化蛋白质 C	加速 FⅩa
Ⅶ	前转化素	肝细胞 需 VK	FⅩa	组织因子途径抑制物 抗凝血酶Ⅲ	Ⅲ-Ⅶ激活 Ⅹ 和 Ⅺ
Ⅷ	抗血友病因子	肝细胞	凝血酶+FⅩa	不稳定,自发失活; 活化蛋白质 C	加速Ⅸa
Ⅸ	血浆凝血激酶	肝细胞 需 VK	FⅪ + Ⅶa-组织 因子复合物	抗凝血酶Ⅲ	激活 FⅩa
Ⅹ	Stuart-Prower 因子	肝细胞 需 VK	Ⅶa-Ⅲ复合物 FⅨa-Ⅷa复合物	抗凝血酶Ⅲ	形成凝血酶原激活物
Ⅺ	血浆凝血 激酶前质	肝细胞	Ⅻa,凝血酶	α抗胰蛋白酶 抗凝血酶Ⅲ	激活Ⅸa
Ⅻ	接触因子或 Hageman 因子	肝细胞	胶原、带负电异 物表面	抗凝血酶Ⅲ	激活Ⅺa
ⅩⅢ	纤维蛋白 稳定因子	肝细胞 血小板			使纤维蛋白单体聚合成 纤维蛋白网
	高分子量激肽原	肝细胞			
	前激肽释放酶	肝细胞	FⅩⅢa	抗凝血酶Ⅲ	激活 FⅩⅢ

3.凝血过程。

(1)基本步骤:

1)生成凝血酶原激活物(FⅩa-Ⅴa-Ca^{2+}-磷脂)。

2)凝血酶形成:凝血酶原→凝血酶。

3)纤维蛋白形成:纤维蛋白原→纤维蛋白。

(2)凝血途径(见图 3-4)。

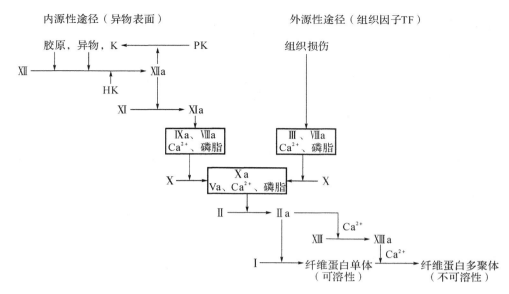

图 3-4　血液凝固过程

（3）内源性凝血系统与外源性凝血系统的区别（见表 3-9）。

表 3-9　内源性凝血系统与外源性凝血系统的区别

比较项	内源性凝血系统	外源性凝血系统
定义	由 FⅫ启动的血管内凝血过程	由 FⅢ启动并接触血液后的凝血过程
启动因子	血管内膜下胶原纤维或异物激活因子Ⅻ	受损组织释放出因子Ⅲ
凝血因子分布	全部在血液中	在组织和血液中
参与因子	Ⅻ、Ⅺ、Ⅸ、Ⅷ、Ⅹ、Ⅴ、Ⅳ、Ⅱ、ⅩⅢ、Ⅰ	Ⅲ、Ⅶ、Ⅹ、Ⅴ、Ⅳ、Ⅱ、ⅩⅢ、Ⅰ
步骤、速度	步骤多、速度慢（约数分钟）	步骤少、速度快（约十几秒）

4.影响因素（见表 3-10）。

表 3-10　凝血的影响因素

作用		因素与机制
促凝		温度↑;粗糙面或纱布;维生素 K 依赖凝血因子(FⅡ、FⅦ、FⅨ、FⅩ);Ca^{2+}
抗凝	体液抗凝 （生理抗凝）	丝氨酸蛋白酶抑制物:抗凝血酶Ⅲ（失活 FⅡa、FⅨa、FⅩa、FⅪa、FⅫa）、C_1 抑制物(抑制 FⅪ、FⅫ)、α_1 抗胰蛋白酶、α_2-抗纤溶酶、α_2-巨球蛋白、肝素辅助因子Ⅱ; 蛋白质 C 系统:灭活 FⅧa、FⅤa; 组织因子途径抑制物(TFPI):抑制 FⅩa;抑制外源性凝血途径; 肝素:加强抗凝血酶Ⅲ的作用;促进 TFPI 释放
	体外抗凝	降温; 光滑面:硅胶、石蜡; 去钙离子:枸橼酸钠、草酸钠、草酸铵、乙二胺四乙酸(EDTA)
	细胞抗凝	网状内皮系统对凝血因子、组织因子、凝血酶原复合物、纤维蛋白单体

5. 特点：凝血属于正反馈，也属于酶促化学反应(以丝氨酸蛋白酶为主反应链)。

6. 指标：凝血时间即静脉血放入玻璃试管中，形成凝血块的时间。正常人：4～12min。

(二)纤维蛋白溶解

1. 定义：纤维蛋白降解液化的过程称为纤维蛋白溶解，简称纤溶。

2. 生理意义：使血液保持液态，防止血栓形成。

3. 过程(见图3-5)：①纤溶酶原激活；②纤维蛋白降解。

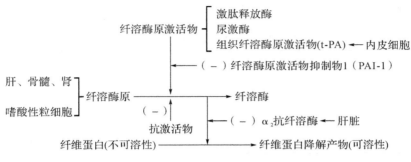

图 3-5　纤维蛋白溶解过程

四、血型与输血

血型是红细胞上特异性抗原类型称为血型。它属于典型的抗原—抗体免疫反应。

即：凝集原(在红细胞膜上抗原)＋凝集素(在血清中抗体)——→凝集块。

(一)ABO 血型系统

1. 基本类型：依据红细胞膜抗原分型(见表3-11)。

表 3-11　ABO 血型的抗原与抗体

血　型	A 型	B 型	AB 型	O 型
抗原(在红细胞膜上凝集原)	A	B	AB	无
抗体(在血清中凝集素)	抗 B	抗 A	无	抗 A＋抗 B

2. 血型鉴定。

(1)用已知 A 型血清和 B 型血清鉴定血型(见表3-12)。

表 3-12　用 A 型、B 型血清鉴定血型

凝集反应　待测血型	某人红细胞＋A 型血清(抗 B)	某人红细胞＋B 型血清(抗 A)
A 型	不凝集	凝集
B 型	凝集	不凝集
O 型	不凝集	不凝集
AB 型	凝集	凝集

(2)用已知 A 型血液鉴定某人血型(见表3-13和表3-14)。

表 3-13　用 A 型血液鉴定血型(一)

凝集反应　　待测血型	主侧试验 待测血清＋A 型 RBC	次侧试验 待测 RBC＋A 型血清(抗 B)
B 型血	凝　集	凝　集
A 型血	不凝集	不凝集
O 型血	凝　集	不凝集
AB 型血	不凝集	凝　集

表 3-14　用 A 型血液鉴定血型(二)

次侧试验	主侧试验	待测血清＋A 型 RBC	
		凝集	不凝集
待测 RBC ＋ A 型血清	凝集	B 型	AB 型
	不凝集	O 型	A 型

(3)用已知 B 型血液鉴定某人血型(见表 3-15 和表 3-16)。

表 3-15 用 B 型血液鉴定血型(一)

凝集反应　　待测血型	主侧试验 待测血清＋B 型 RBC	次侧试验 待测 RBC＋B 型血清(抗 A)
A 型血	凝　集	凝　集
B 型血	不凝集	不凝集
O 型血	凝　集	不凝集
AB 型血	不凝集	凝　集

表 3-16　用 B 型血液鉴定血型(二)

次侧试验	主侧试验	待测血清＋B 型 RBC	
		凝集	不凝集
待测 RBC ＋ B 型血清	凝集	A 型	AB 型
	不凝集	O 型	B 型

(4)以 B 型血液为例的分析方法(见表 3-17)。

表 3-17　鉴别血型的分析方法

配血　　项　目	主侧试验(直接试验)		次侧试验(间接试验)	
凝集反应	待测者血清＋B 型红细胞		待测者红细胞＋B 型血清(抗 A)	
凝集结果	凝　集	不凝集	凝　集	不凝集
抗原/抗体	有抗 B	无抗 B	有 A 抗原	无 A 抗原
可能的血型	A 型血或 O 型血	B 型血或 AB 型血	A 型血或 AB 型血	B 型血或 O 型血

3.输血与交叉配血。

(1)交叉配血试验:输血前在供血者与受血者之间进行的配血试验。即,主侧试验＝供血者红细胞＋受血者血清;次侧试验＝供血者血清＋受血者红细胞。

(2)输血的可行性判断(见表 3-18)。

表 3-18　输血的可行性判断

交叉配血试验		配血情况	判断输血可行性
主侧反应	次侧反应		
凝　集	凝　集	不合	不可输血
凝　集	不凝集	不合	不可输血
不凝集	凝　集	基本相合	原则上不输血,但在紧急时,可考虑缓慢、少量输血
不凝集	不凝集	成功	可以输血

(3)输血原则。

1)输血前必须作交叉配血试验。

2)同型血相输;异型血慎输。

3)O 型血可供给 A 型、B 型、AB 型的红细胞;AB 型血可接受 A 型、B 型、O 型红细胞。

　O 型血浆不可以供给 A 型、B 型、AB 型;AB 型不可以接受 A 型、B 型、O 型的血浆。

(4)血型判断:已知供血者血型判断受血者血型(见表 3-19)。

表 3-19　已知供血者血型判断受血者血型

已知供血者血型	直接试验(主反应)	间接试验(次反应)	受血者可能的血型
A 型	凝　集	不凝集	O 型
	凝　集	凝　集	B 型
	不凝集	不凝集	A 型
	不凝集	凝　集	AB 型
B 型	凝　集	不凝集	O 型
	凝　集	凝　集	A 型
	不凝集	不凝集	B 型
	不凝集	凝　集	AB 型

(5)血型判断:已知受血者血型判断供血者血型(见表 3-20)。

表 3-20　已知受血者血型判断供血者血型

已知受血者血型	直接试验(主反应)	间接试验(次反应)	供血者可能的血型
A 型	凝集	不凝集	AB 型
	凝集	凝集	B 型
	不凝集	不凝集	A 型
	不凝集	凝集	O 型

续表

已知受血者血型	直接试验(主反应)	间接试验(次反应)	供血者可能的血型
	凝集	不凝集	AB 型
B 型	凝集	凝集	A 型
	不凝集	不凝集	B 型
	不凝集	凝集	O 型

4.遗传(显性遗传)。

(1)基因型与血型(表现型)(见表 3-21)。

表 3-21   ABO 血型的基因型与表现型

血型(表现型)	A 型	B 型	AB 型	O 型
基　因　型	AA、AO	BB、BO	AB	OO

注:A 和 B,显性基因;O,隐性基因。

(2)遗传规律(见图 3-6)。

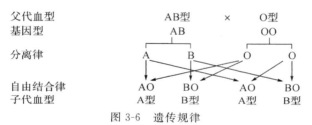

图 3-6　遗传规律

(3)父母婚配 ABO 血型遗传规律(见表 3-22)。

表 3-22   ABO 血型的遗传规律

父母血型	子女可能的血型	子女不可能的血型	父母血型遗传基因型
O×O	O	A、B、AB	OO×OO
O×A	O、A	B、AB	OO×AA OO×OA
O×B	O、B	A、AB	OO×BB OO×BO
O×AB	A、B	O、AB	OO×AB
A×A	O、A	B、AB	AA×AA AA×AO AO×AO
A×B	O、A、B、AB	—	AA×BB AA×BO AO×BB AO×BO
A×AB	A、B、AB	O	AA×AB AO×AB
B×B	O、B	A、AB	BB×BB BB×BO BO×BO
B×AB	A、B、AB	O	BB×AB BO×AB
AB×AB	A、B、AB	O	AB×AB

5.亚型(见表3-23)。

表 3-23　ABO 血型的亚型

血　型	亚　型	红细胞上抗原	血清中抗体
A 型	A_1	$A+A_1$	抗 B
	A_2	A	抗 B+抗 A_1(占 1%)
AB 型	A_1B	$A+A_1+B$	无
	A_2B	$A+B$	抗 A_1(占 25%)

6.临床意义:

(1)保证输血安全。

(2)法医学上亲子鉴定。

(3)组织器官移植。

(二)Rh 血型

1.含义:用恒河猴(rhesus monkey)红细胞 RBC 免疫家兔(或豚鼠),免疫后的兔血清(含 Rh 抗体)能与恒河猴或人红细胞发生凝集反应则称为 Rh 阳性。

2.Rh 血型:含 Rh 凝集原(抗原)的血液称为 Rh 血型。

3.Rh 血型的特点:血清中不存在天然 Rh 抗体,要经过体液免疫产生。

4.Rh 抗原特异性由氨基酸序列决定。抗原性的强弱顺序:D>E>C>c>e。

5.Rh 血型的临床意义:

(1)Rh 阴性妊娠期妇女,第二次怀 Rh 阳性胎儿时,易发生新生儿溶血性贫血。

(2)Rh 阴性受血者,第二次输 Rh 阳性血液时,易发生红细胞凝集反应。

6.Rh 阳性率:我国汉族为 99%。

7.输血时较难找到供血者的血型:AB 型+Rh(-)。

(三)ABO 血型与 Rh 血型的几点区别(见表3-24)。

表 3-24　ABO 血型与 Rh 血型的区别

比较项	ABO 血型	Rh 血型
天然抗体	有	无
抗体特征	完全抗体 IgM	不完全抗体 IgG
抗原	A、B、H 抗原	D、E、C、c、e 抗原
输血反应	发生快(立即输血反应)	发生慢(延迟输血反应)
溶血反应	直接溶血:由抗原、抗体直接引起的血管内溶血,以血红蛋白尿症为主	间接溶血:由凝集红细胞逐渐被巨噬系统破坏的血管外溶血,以高胆红素血症为主
抗原等位基因	9 号染色体	1 号染色体

【概念】

1.血细胞比容(hematocrit);

2.血浆(plasma);

3. 血清(serum);

4. 晶体渗透压(crystal osmotic pressure);

5. 胶体渗透压(colloid osmotic pressure);

6. 红细胞沉降率(erythrocyte sedimentation rate,ESR);

7. 红细胞渗透脆性(erythrocyte osmotic brittleness);

8. 等渗溶液(iso-osmotic solution);

9. 等张溶液(isotonic solution);

10. 促红细胞生成素(erythropoietin,EPO);

11. 贫血(anemia);

12. 生理性止血(physiological hemostasis);

13. 血液凝固(blood coagulation);

14. 内源性凝血(intrinsic coagulation pathway);

15. 外源性凝血(extrinsic coagulation pathway);

16. 血型(blood group);

17. 凝集(agglutination);

18. 凝集原(agglutinogen);

19. 凝集素(agglutinin);

20. 交叉配血试验(cross-match test);

21. Rh 血型(Rh blood type);

22. 成分输血(transfusion of blood components);

23. 自体输血(autologous blood transfusion)。

【思考题】

1. 简述血浆蛋白的分类和功能。

2. 何谓渗透压?其数值的决定因素是什么?试比较血浆中晶体渗透压和胶体渗透压的区别。

3. 血液细胞分哪三类?简述他们的造血器官和造血过程。

4. 试述红细胞的结构、数量、生理功能及其生成调节。

5. 红细胞具有哪些生理特性?各有什么生理意义?

6. 什么是红细胞的浮稳定性?衡量其大小的指标是什么?

7. 何谓红细胞沉降率(血沉)?其正常值及其影响因素有哪些?

8. 什么是红细胞的渗透脆性?其影响因素有哪些?

9. 红细胞的正常值是怎样维持的?

10. 红细胞的生成必须具有哪些原料和辅助因子?受到哪些因素的调节?

11. 简述各类白细胞的正常值及其主要生理功能。

12. 简述血小板数量、生理特性和生理功能以及生成调节。

13. 什么是生理止血?简述生理止血的过程。

14. 什么是血液凝固?简述血液凝固的基本过程以及内源性凝血系统与外源性凝血系统的详细步骤。

15. 试列举加速或延缓血液凝固的方法。

16. 何谓纤维蛋白溶解？纤溶的基本过程如何？

17. 何谓血型？ABO 血型的分型依据是什么？鉴定 ABO 血型有何临床意义？

18. 输血原则是什么？输血的可行性如何确定？

19. 何谓交叉配血？如何判断输血的可行性？

20. 何谓 Rh 血型？简述 Rh 血型的特点和临床意义。

21. 简述下列各项的生理功能：①血液；②血浆蛋白；③白细胞；④血小板；⑤凝血酶。

22. 试比较下列两者的区别：

(1) 血清与血浆。

(2) 血浆晶体渗透压和血浆胶体渗透压。

(3) 内源性凝血系统和外源性凝血系统。

(4) ABO 血型与 Rh 血型。

【本章总括】

第一、正常状态

血液
- 血浆：定义/与血清的区别/血浆蛋白(分类/功能)
- 红细胞
  - 组成/功能/理化特性(比重/黏滞性/酸碱度/渗透压：血浆晶体渗透压与血浆胶体渗透压)
  - 结构/数量/功能(Hb)/生成与调节/合成原料/成熟因子/破坏/红细胞比容/促红细胞生成素
  - 特性
    - 悬浮稳定性：定义/机制/血沉(概念/正常值/影响因素/与悬浮稳定性关系)
    - 渗透脆性：定义/脆性实验/等渗溶液/等张溶液
    - 可塑性：定义/影响因素
- 白细胞：分类/计数/功能/生成与调节
- 血小板：数量/生理特性/生理功能[生理性止血(定义/过程)]/生成与调节

第二、血管内皮损伤、组织损伤、血栓形成的状态
- 血液凝固：定义/凝血因子/凝血过程(基本步骤/内源与外源凝血系统)/特点/凝血时间/影响因素
- 纤维蛋白溶解：定义/生理意义/过程

第三、异体输血
- ABO 血型：基本分型/鉴定/交叉配血实验/输血可行性/输血原则/遗传/亚型/临床意义
- Rh 血型：产生/定义/特点/临床意义

第四章

循环生理

【大纲要求】

1.掌握心脏泵血功能、单个心肌细胞生物电和心肌生理特性、动脉血压和中心静脉压、心血管调节(神经调节、体液调节)。

2.熟悉心电图、心音、静脉回心血量、组织液生成、冠脉循环、血管内皮细胞功能。

3.了解血管功能特点、动脉脉搏、外周静脉压、微循环、淋巴液生成、心肺感受心血管反射、自身调节、肺循环、脑循环。

【纲要内容】

一、心脏的泵血功能

(一)心脏泵血功能的机械活动

1.心率:单位时间心脏搏动的次数称为心率。正常值:60～100 次/min;当心率<60 次/min 时,称心动过缓;当心率>100 次/min 时,称心动过速。

心率与心动周期的关系:心动周期=60s/心率(75 次/min)=0.8s(见表 4-1)。

表 4-1 心率与心动周期的关系

心率(次/min)	心动周期(s)	收缩期(s)	舒张期(s)	特点
75	0.8	0.3	0.5	舒张期>收缩期,有利于心脏工作
150	0.4	0.15	0.25	舒张期过短,不利于心脏充盈、持久活动
37.5	1.6	0.6	1.0	舒张期过长,心脏实际工作效率下降

2.心动周期。

(1)定义:心脏一次收缩和舒张所构成的周期称为心动周期。

(2)房室活动顺序和时间关系。

1)心房收缩在先,心室收缩在后。

2)全心舒张期:心室和心房都处于舒张的时期,称为全心舒张期。即心室收缩末到心房舒张末的时间。

全心舒张期=房舒期-室缩期=等容舒张相+快速充盈相+慢速充盈相。

3)特点:两心房或两心室的活动是同步的;收缩期短于舒张期,当心率增加时,舒张期缩短。

3.心脏泵血过程及其机制。

(1)左室射血和充盈。泵血过程见表 4-2。

表 4-2 心脏泵血过程

心动周期的分期		压力变化	房室瓣	半月瓣	血流方向	心室容积	心音
心房收缩期(0.11s)		房压>室压<主动脉压	开放	关闭	心房→心室	最大	S4
心室收缩期	等容收缩期(0.05s)	房压<室压≤主动脉压	**关闭**	关闭	血存心室	不变	S1
心室收缩期	快速射血期(0.10s)	房压<室压>主动脉压	关闭	**开放**	心室→动脉	↓	
心室收缩期	缓慢射血期(0.15s)	房压<室压<主动脉压	关闭	开放	心室→动脉	↓↓	
心室舒张期	等容舒张期(0.06s)	房压≤室压<主动脉压	关闭	**关闭**	血存心房	不变	S2
心室舒张期	快速充盈期(0.11s)	房压>室压<主动脉压	**开放**	关闭	心房→心室	↑	S3
心室舒张期	缓慢充盈期(0.22s)	房压>室压<主动脉压	开放	关闭	心房→心室	↑↑	

(2)左心房压力曲线的形成机制(见表 4-3)。

表 4-3 左心房压力曲线的形成机制

波 形	a 波	c 波	v 波	v 波降支(y 波)
形成机制	心房收缩	心室收缩引起房室瓣关闭	大静脉回流	房室瓣开放

(3)在泵血过程中,心房和心室的作用。

1)心室对泵血的作用:

心室收缩产生心室—主动脉压力梯度,引起半月瓣开放;

心室舒张产生房—室压力梯度,引起房—室瓣开放。

2)心房对泵血的作用:起初级泵,有利于静脉血回流。

4.心音。

(1)定义:将听诊器放在胸壁特定部位,听到的声音称为心音。

(2)分类、产生时间、特点、机制和生理意义(见表 4-4)。

表 4-4 心音的分类、产生时间、特点、机制和生理意义

心音		第一心音(S1)	第二心音(S2)	第三心音(S3)	第四心音(S4)
	心动周期时相	心室等容收缩期	心室等容舒张期	心室快速充盈期	心室舒张末期
	产生机制	房室瓣关闭	半月瓣关闭	心室和瓣膜振动	心房收缩
听诊特点	音调	低	高脆	低顿而重浊	低调、沉浊
听诊特点	强度	响	较 S1 弱	弱	弱
听诊特点	历时	长	较短(0.08s)	短(0.04s)	短
听诊特点	最响部位	心尖	心底	仰卧位心尖及其内上方	心尖及其内侧
听诊特点	意义	标志收缩期开始	标志舒张期开始	部分正常儿童和青少年	正常时听不到
	心电图位置	QRS 波群后 0.02~0.04s	T 波终末或稍后	T 波后 0.12~0.18s	QRS 波群前 0.06~0.08s

（二）心脏泵血功能的评价（见表4-5）

表 4-5　心脏泵血功能的评价

指　标	概　念	正常值	计算公式
每搏量（SV）	一侧心室一次心跳射出的血量	$60\sim80\text{mL}$	$SV=EDV-ESV$
心排出量（CO）	每分钟心脏搏出的血量	$4.5\sim6\text{L/min}$	$CO=HR\times SV$
射血分数（EF）	每搏量占心室舒张末期容积的百分比	$55\%\sim65\%$	$EF=(SV\div EDV)\times100\%$
心指数（CI）	单位体表面积的心排出量	$3.0\sim3.5\text{L/min}\times\text{m}^2$	$CI=CO\div BSA$
每搏功（SW）	一侧心室一次收缩所做的功	0.8J	$SW=0.13SV\times(MAP-LAMP)$
每分功（MW）	一侧心室一分钟所做的功	60.2J/min	$MW=SW\times HR$

注:EDV 心室舒张末期容积;ESV 心室收缩末期容积;HR 心率;BSA 体表面积;MAP 平均动脉压;LAMP 左心房平均压。

（三）心脏泵功能的储备

1.定义:心排出量随机体代谢需要而增加的能力,称为心功能储备或心力储备。

2.例:安静时心排出量 CO=5L/min;运动时 CO=30L/min;心力储备 CO=25L/min。

3.类型（见图 4-1）:

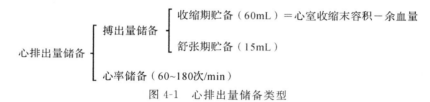

图 4-1　心排出量储备类型

（四）心脏泵血功能的调节

1.前负荷对搏出量的影响。

(1)心肌前负荷:心脏收缩前具有的负荷称为心肌前负荷。

心肌前负荷=心肌细胞初长度=左室舒张末期压力或容积=余血量+回心血量

(2)异长自身调节:心肌初长度对心肌细胞收缩强度的调节,又称 Frank-Starling 机制,即心肌收缩产生的能量是心肌纤维初长度的函数。

(3)心室功能曲线。

1)定义:左室舒张末期压力与搏功的关系曲线又称 Frank-Starling 曲线。

2)关系:随前负荷增加,每搏量增加,心排出量增加,搏功增加。

3)特点:容许调节范围宽;不出现降支。

4)最适前负荷:充盈压 $1.6\sim2\text{kPa}(12\sim15\text{mmHg})$;肌小节长度 $2.0\sim2.2\mu\text{m}$。

(4)异长自身调节的影响因素:前负荷=回心血量+余血量。

回心血量的影响因素:①心室充盈时间;②静脉回流速度;③心室舒张功能;④心室顺应性;⑤心包腔内压。

2.后负荷对搏出量的影响。

(1)心肌后负荷:心肌收缩后承担的负荷。心肌后负荷=主动脉压=动脉血压。

(2)当后负荷增加时[BP$<21.33\text{kPa}(160\text{mmHg})$]:当后负荷↑(血压↑)→半月瓣开放

缓慢→等容收缩期↑→射血期↓→搏出量↓→余血量↑→前负荷↑→异长自身调节→搏出量恢复正常。

（3）通过异长自身调节维持心排出量基本不变的最大动脉血压值是 21.33kPa（160mmHg）。

（4）当后负荷增加到 BP＞21.33kPa（160mmHg）时：搏出量减少。

3.收缩能力对搏出量的影响。

（1）心肌收缩能力。

1）定义：心肌不依赖前、后负荷而改变其力学活动的内在功能状态和特征。

2）内容：兴奋—收缩耦联、胞内 Ca^{2+} 浓度、活化横桥数、肌凝蛋白、ATP 酶活性等。

3）影响因素：

①NE＋心肌 β_1 受体→G 蛋白→cAMP↑→Ca^{2+} 通道磷酸化→Ca^{2+} 通透性↑→Ca^{2+} 内流↑→正性作用。

②ACh＋心肌 M 受体→G 蛋白→K^+ 通道开放（I_{KACh} 通道）→K^+ 外流↑→负性作用；

　　ACh＋心肌 M 受体→G 蛋白→cAMP↓→Ca^{2+} 通透性↓→Ca^{2+} 内流↓→负性作用。

4）衡量指标：射血相心室容积变化率（dV/dt）；心室直径变化率（dD/dt）；心室内压变化率（dP/dt）。

（2）等长自身调节。

1）定义：心肌收缩能力对心肌收缩强度的调节称为心肌等长自身调节。

2）影响因素（见表 4-6）。

表 4-6　等长自身调节的影响因素

比较项	长度—张力曲线	张力—速度曲线	心室功能曲线
心肌收缩能力↑（NE）	左上移位	右上移位	左上移位
心肌收缩能力↓（ACh 或心衰）	右下移位	左下移位	右下移位

4.心率对心排出量的影响：心排出量＝搏出量×心率。

1）在正常范围（60～100 次/min）时，心率↑，心排出量↑。

2）当心率＞180 次/min 时，舒张期↓→心室充盈量↓→搏出量↓→心排出量↓。

3）当心率＜40 次/min 时，心室舒张末期充盈量增加不多→搏出量增加不多，还有心率↓，心排出量（＝搏出量×心率）↓。

4）阶梯现象：心率↑或刺激频率↑引起心肌收缩力增强。其机制：心率↑→胞内 Ca^{2+}↑→心肌收缩力↑。

5）心率的其他影响因素：交感神经兴奋→心率↑；迷走神经兴奋→心率↓；肾上腺素、去甲肾上腺素、甲状腺素→心率↑；体温每升高 1℃，心率增加 12～18 次/min。

5.心排出量的影响因素小结（见表 4-7）。

表 4-7　心排出量的影响因素

比较项	前负荷↑	后负荷↑	心肌收缩能力↑	心率↑<180 次/min	心率↑>180 次/min
搏出量	↑	↓	↑	?	↓
心排出量	↑	↓	↑	↑	↓

二、心脏电生理

(一)心肌细胞的分类(见表 4-8)

表 4-8　心肌细胞的分类

比较项		工作细胞	自律细胞
细　胞		心室肌、心房肌	窦房结(P 细胞、过渡细胞)、房室交界(房结区、结区、结希区)、房室束(希氏束左支和右支)、浦氏 F
生理学特性	兴奋性	有	有
	自律性	无	有(结区、过渡细胞除外)
	传导性	有	有
	收缩性	有	无
组织学特点	肌原纤维	丰富	缺少或无
	属性	心肌细胞	P 细胞、浦氏细胞

(二)单个心肌细胞生物电

1.心室肌细胞跨膜电位。

(1)波形:静息电位 RP 和动作电位 AP。

(2)形成机制、膜电流和阻断剂(见表 4-9)。

表 4-9　心室肌细胞跨膜电位的形成机制、膜电流和阻断剂

时　期		膜电位(mV)	持续时间(ms)	形成机理	膜电流	阻断剂
	静息电位	$-90 \sim -80$	—	K^+ 电—化学平衡电位	I_{K1}	四乙基铵(TEA)
动作电位	0 期　快速去极化期	$-90 \sim +30$	$1 \sim 2$	Na^+ 通道开放,大量 Na^+ 内流	I_{Na}	河豚毒(TTX)
	1 期　快速复极初期	$+30 \sim 0$	$5 \sim 10$	K^+ 通道开放,少量 K^+ 外流	I_{to}	4-氨基吡啶(4-AP)
	2 期　平台期	0	$100 \sim 150$	缓慢 Ca^{2+} 内流(及少量 Na^+ 内流)与 K^+ 外流相平衡	I_{Ca-L} I_{Ks}	维拉帕米 TEA、4-AP
	3 期　快速复极末期	$0 \sim -90$	$100 \sim 150$	K^+ 通道开放,大量 K^+ 外流	I_{Kr},I_{Ks},I_{K1}	TEA、4-AP
	4 期　静息期	-90	—	Na 泵、Na^+-Ca^{2+} 交换体的共同活动(排出 Na^+、Ca^{2+},摄入 K^+)	I_{pump} I_{Na-Ca}	哇巴因(ouabain) 苄普地尔(bepridil)

(3)特点:①动作电位升支与降支的不对称性;②复极相缓慢多时相;③复极 2 期呈平台期;④ 4 期膜电位稳定。

(4)快通道与慢通道的区别(见表 4-10)。

表 4-10　快通道与慢通道的区别

比较项	快通道	慢通道
运载离子	Na^+	Ca^{2+}
消耗时间	少	长
激活和失活时间	快	慢
离子通透专一性	强	弱
阈电位(激活电位)	$-70mV$	$-30\sim-40mV$
失活电压	$0mV$	$-20mV$
门控性通道	电压门控通道	电压门控通道
阻断剂	河豚毒(TTX)	异搏定(维拉帕米)、Mn^{2+}、D-600
再生性循环	有	无

(5)快反应细胞:由快通道(钠通道)开放产生动作电位 0 期去极速度快的心肌细胞称为快反应细胞,包括心房肌、心室肌、浦氏细胞。

2. 浦氏细胞跨膜电位(快反应自律细胞)。

(1)波形。动作电位分期:去极相(0 期);复极相:1 期、2 期、3 期、4 期。

(2)形成机制(见表 4-11)。

表 4-11　浦氏细胞跨膜电位的形成机制

时　相	机　制	离子电流
去极相 0 期	Na^+ 通道开放,大量 Na^+ 内流	I_{Na}
复极相 1 期	K^+ 通道开放,少量 K^+ 外流	Ito
复极相 2 期	缓慢 Ca^{2+} 内流(及少量 Na^+ 内流)与 K^+ 外流相平衡	$I_{Ca-L}+I_K$
复极相 3 期	K^+ 通道开放,大量 K^+ 外流	I_K
复极相 4 期	渐减的外向 K^+ 电流和渐增的内向电流 I_f	I_K+I_f

(3)特点:

1)0 期、1 期、2 期、3 期同心室肌细胞膜电位。

2)4 期不稳定,产生自动去极化,构成 4 期膜离子电流:I_K+I_f。

3)I_f 是超极化激活的非特异性内向钠离子电流,主要运载 Na^+,少量 K^+ 参与,I_f 阻断剂是铯(Cs^+)。

3. 窦房结跨膜电位(慢反应自律细胞)。

(1)波形。动作电位分期:0 期去极相;复极相:3 期、4 期。

(2)形成机制(见表 4-12)。

(3)特点:0 期跨膜电流 I_{Ca-L};3 期同心室肌细胞;4 期跨膜电流:$I_K+I_f+I_{Ca-T}$。

(4)慢反应细胞:由慢通道(钙通道)开放产生动作电位 0 期去极速度缓慢的心肌细胞称为慢反应细胞。包括窦房结,房室交界。

4. 自律细胞的快反应电位与慢反应电位的区别(见表 4-13)。

表 4-12　窦房结跨膜电位形成机制

时　相	形成机制	离子电流	阻断剂
去极相 0 期	Ca^{2+} 通道开放,大量 Ca^{2+} 内流	I_{Ca-L}	维拉帕米(Verapamil)、Mn^{2+}
复极相 3 期	K^+ 通道开放,大量 K^+ 外流	I_K	TEA、4-AP
		I_f	铯(Cs^+)
复极相 4 期	K^+ 外流和起搏电流及 Ca^{2+} 内流	I_{Ca-T}	镍($NiCl_2$)、Mibefradi
		I_K	TEA、4-AP、甲磺酰苯胺

表 4-13　自律细胞的快反应电位与慢反应电位的区别

比较项	快反应电位	慢反应电位
代表性细胞,静息电位	浦氏细胞,$-90mV$	窦房结,$-40\sim-70mV$
膜电流	I_{Na}	I_{Ca-L}
激活和失活时间	快	慢
阈电位	$-60\sim-70mV$(低)	$-30\sim-40mV$(高)
0 期去极幅度	$100\sim130mV$(高)	$35\sim75mV$(低)
0 期去极速度	$200\sim1000V/S$(快)	$1\sim10V/S$(慢)
传导速度	$0.5\sim30m/s$(快)	$0.01\sim0.1m/s$(慢)
4 期自动去极速度	$0.02v/s$(慢)	$0.1v/s$(快)

5.心肌细胞的类型(见表 4-14)。

表 4-14　心肌细胞的类型

按自律性分类 按 0 期去极速度分类	非自律性细胞	自律性细胞
快反应细胞	心房肌、心室肌	浦氏纤维、希氏束
慢反应细胞	结区、窦房结过渡细胞	窦房结 P 细胞、房结区、结希区

6. 心肌细胞膜上的离子电流(见表 4-15)。

表 4-15　心肌细胞膜上的离子电流

离子电流		通道蛋白	基因名称	存在部位和作用	阻断剂
I_{Na}	快钠电流	hHI 钠通道(NaV1.5)	SCN5A	快反应细胞 0 期	TTX
I_f	起搏电流	HCN 通道	HCN1-4	自律细胞 4 期自动去极化	铯(Cs^+)
I_{K1}	背景 K^+ 电流	Kir2.1/2.2/2.3	KCNJ2/KCNJ12/ KCNJ4	快反应细胞的静息电位,复极化 3 期	TEA
I_{to1}	短暂外向电流	Kv4.2/4.3	KCND2/KCND3	快反应细胞复极化 1 期	4-AP
I_{Ks}	慢整流 K^+ 电流	KvLQT1 钾通道($K_V7.1$)	KCNQ1	快反应细胞的复极化 2 期、3 期	4-AP

续表

离子电流		通道蛋白	基因名称	存在部位和作用	阻断剂
I_{Kr}	快整流 K^+ 电流	hERG 钾通道（Kv11.1）	KCNH2	快反应细胞的复极化 3 期	甲磺酰苯胺
I_{Ca-L}	L 型钙电流	Cav1.2	CACNA1C	快反应细胞平台期，慢反应细胞 0 期	维拉帕米
I_{Ca-T}	T 型钙电流	Cav3.1/Cav3.2/Cav3.3	CACNA1G CACNA1H CACNA1I	起搏细胞 4 期自动去极化	Mibefradi 镍（Ni^{2+}）
I_{Na-Ca}	钠—钙交换电流	NCX（$3Na^+$-$1Ca^{2+}$ 交换体）	NCX1(SLC8A1)	快反应非自律细胞 4 期	苄普地尔（bepridil）
I_p	泵电流	钠泵（$3Na^+$-$2K^+$-ATP 酶）	ATP1A	快反应非自律细胞 4 期	哇巴因（ouabain）

（三）心肌生理特性

心肌生理特性：兴奋性、传导性、自律性和收缩性；心肌电生理特性：兴奋性、传导性、自律性。

1. 心肌兴奋性。

（1）定义：心肌细胞产生动作电位的能力称为心肌兴奋性。

（2）心肌兴奋性的特点：周期性变化；有效不应期长。心肌兴奋性的分期见表 4-16。

表 4-16　心肌兴奋性的分期

分期	有效不应期（ERP）		相对不应期（RRP）	超常期（SNP）
	绝对不应期（ARP）	局部反应期		
定义	0 期～3 期-55mV	3 期-55～3 期-60mV	3 期-60～3 期-80mV	-80～-90mV
刺激	阈上刺激	阈上刺激	阈上刺激	阈下刺激
反应	无反应	局部反应	可产生动作电位	产生动作电位
兴奋性	最小	渐增	渐增	最大
钠通道状态	失活	开始复活	逐渐复活，未恢复正常	基本恢复正常

（3）影响兴奋性的因素：

1）静息电位水平与兴奋性呈正变关系。

2）阈电位水平与兴奋性呈反变关系。

3）0 期去极化的离子通道性状，Na^+ 通道：静息（-90mV）→激活（-70mV）→失活（-50mV）→静息。

4）兴奋性与心肌收缩之关系：期前收缩与代偿间歇。

① 定义：在有效不应期之后，心室受到人工的或额外病理性的刺激，可产生一次期前兴奋，称为期前收缩；在期前收缩之后，通常出现一次较长的心室舒张期，称为代偿间歇。

② 不发生期前收缩的时期：有效不应期（绝对不应期＋局部反应期）、收缩期、舒张早期。

③ 产生期前收缩的时期：相对不应期、超常期、舒张中期、舒张末期。

2. 心肌的传导性。

(1)传播途径:窦房结(0.05m/s)→心房肌(0.4m/s)或优势传导路(1.7m/s)→房室交界(结区＝0.02m/s)→房室束(1.5m/s)→浦氏纤维(4m/s)→心室肌(0.5m/s)。

(2)传导特点:①单方向传导;②传导速度不一致性;③房—室延搁。

(3)房—室延搁。

1)定义:兴奋在房室交界的传导速度缓慢,延搁一段时间称为房室延搁。

2)原因:①房室交界处细胞体积小;②细胞间缝隙连接少;③细胞膜电位水平低;④0 期去极幅度小;⑤0 期去极速度慢。

3)生理意义:确保心房先兴奋、心室后兴奋,避免心房和心室收缩重叠现象。

4)临床常见传导阻滞:房—室传导阻滞。

(4)传导性的影响因素。

1)结构因素:心肌纤维直径与传导速度呈正变关系;细胞间缝隙连接数量与传导速度呈正变关系。

2)生理因素:0 期去极化速度和幅度与传导性呈正变关系;相邻末兴奋部位膜的兴奋性:静息电位、阈电位和 Na^+ 通道性状。

3. 心肌自律性。

(1)定义:心肌细胞在没有外来刺激的条件下,能自发地发生节律性兴奋的特性。

(2)来源(原因):4 期自动去极化。

(3)等级差异:窦房结(100 次/min)→房室交界(50 次/min)→房室束(35 次/min)→浦氏纤维(25 次/min)。

窦房结是正常起搏点,其余自律细胞是潜在起搏点。窦房结通过抢先占领和超速驱动压抑控制潜在起搏点的活动。在正常起搏点窦房结控制下的心律称为窦性心律。当窦房结对潜在起搏点失控时的心脏搏动称为异位起搏。

(4)自律性的影响因素。

1)最大复极电位绝对值与自律性呈反变关系。

2)阈电位水平与自律性呈反变关系。

3)4 期自动去极速度与自律性呈正变关系。

4. 心肌的收缩性。

(1)定义:心肌接受阈上刺激产生收缩反应的能力称为心肌的收缩性。

(2)特点。

1)"全或无"方式收缩:阈下刺激不能引起心室肌收缩,当刺激超过阈值后,所有心室肌细胞几乎同步收缩。其主要原因在于心肌细胞之间缝隙连接的存在。

2)不发生强直收缩:其原因是有效不应期长。

3)对外源性 Ca^{2+}(血钙)依赖性大:其原因是肌质网较少。

5.离子对心肌生理特性的影响(见表 4-17)。

表 4-17 离子对心肌生理特性的影响

比较项	兴奋性	传导性	自律性	收缩性
高血 K^+	先增高,后降低	↓↓	↓	↓
低血 K^+	↑	↓↓	↑	↑
高血 Ca^{2+}	↓	↓	↓	↑
低血 Ca^{2+}	↑	↑	↑	↓
高血 Na^+	↑	↑	↑	↓
低血 Na^+	↓	↓	↓	↑

注:增加(↑),减少(↓)。

对其解析见表 4-18:

表 4-18 对离子对心肌生理特性的影响(表 4-17)的解析

项　　目	内　　容
①$[K^+]_外$↑	→ΔK^+↓→兴奋性↑(先)→|RP|↓至−55mV→钠通道失活→兴奋性↓(后) →ΔK^+↓→|RP|↓→抑制 Na^+ 通道→0 期去极速度、幅度↓→传导性↓ →复极 K^+ 外流↑→传导性↓ →K^+ 与 Ca^{2+} 竞争抑制↑→Ca^{2+} 内流(I_{Ca-L})↓→收缩性↓
②$[K^+]_外$↓	→|RP|↓(血 K^+<3mmol/L)→兴奋性↑ →|RP|↓(血 K^+<3mmol/L)→抑制 Na^+ 通道→0 期去极速度、幅度↓→传导性↓ →复极 K^+ 外流↓→复极 3 期延长→心律失常 →K^+-Ca^{2+} 竞争抑制↓→I_{Ca-L}↑→收缩性↑
③$[Ca^{2+}]_外$↑	→Na^+-Ca^{2+} 竞争抑制作用↑→I_{Na}↓→阈电位↑→兴奋性↓ →Na^+-Ca^{2+} 竞争抑制作用↑→0 期去极速度、幅度↓→传导性↓ →Na^+-Ca^{2+} 竞争抑制作用↑→I_{Ca-L},I_{Ca-T}↑→收缩性↑ →Na^+-Ca^{2+} 竞争抑制作用↑→I_f↓→自律性↓
④$[Ca^{2+}]_外$↓	→Na^+-Ca^{2+} 竞争抑制作用↓→I_{Na}↑→阈电位↓→兴奋性↑ →Na^+-Ca^{2+} 竞争抑制作用↓→0 期去极速度、幅度↑→传导性↑ →Na^+-Ca^{2+} 竞争抑制作用↓→I_{Ca-L},I_{Ca-T}↓→收缩性↓ →Na^+-Ca^{2+} 竞争抑制作用↓→I_f↑→自律性↑
⑤$[Na^+]_外$↑	→I_{Na}↑→0 期去极速度、幅度↑→兴奋性↑ →I_{Na}↑→0 期去极速度、幅度↑→传导性↑ →I_f↑→4 期自动去极↑→自律性↑ →Na^+-Ca^{2+} 竞争抑制作用↓→I_{Ca-L},I_{Ca-T}↓→收缩性↓
⑥$[Na^+]_外$↓	→I_{Na}↓→0 期去极速度、幅度↓→兴奋性↓ →I_{Na}↓→0 期去极速度、幅度↓→传导性↓ →I_f↓→4 期自动去极↓→自律性↓ →Na^+-Ca^{2+} 竞争抑制作用↑→I_{Ca-L},I_{Ca-T}↑→收缩性↑

(四)心电图

1.心电图与心肌细胞生物电的区别(见表4-19)。

表4-19　心电图与心肌细胞生物电的区别

比较项	心电图	心肌细胞生物电
记录法	体表记录(细胞外记录)	细胞内记录
反映水平	整个心脏	单个心肌细胞
波形易变程度	大(电极位置有关)	小
最大幅值	小于2mV	100～120mV
对应关系	QRS波群	0期
对应关系	ST段	2期(平台期)
对应关系	T波	3期

2.正常典型心电图。

正常典型心电图的解析见表4-20。

表4-20　正常典型心电图

名称	生理意义	变化	波幅(mV)	时间(s)
P波	两心房去极的电位		0.05～0.25	0.08～0.11
QRS波群	两心室去极的电位		不定(<2)	0.06～0.10
T波	两心室复极的电位		0.1～0.8	0.05～0.25
P-Q间期(P波始→Q波始)	房—室传导时间		—	0.12～0.20
Q-T间期(Q波始→T波终)	心室去极到完全复极的时间	延长表示心室传导阻滞 血Ca^{2+}↑→Q-T间期缩短 血Ca^{2+}↓→Q-T间期延长	—	0.32～0.44
P-Q段	兴奋在房室结的传导时间		与基线相同	0.06～0.14
S-T段	心室完全去极的时间	急性心梗上移>0.1mV 冠心病下移>0.05mV	与基线相同	0.05～0.15

三、血管生理

(一)各类血管的功能分类(见表4-21)

表4-21　各类血管的功能分类

功能分类	血管分布	生理作用
弹性贮器血管	主动脉、大动脉	弹性贮器
分配血管	中动脉	将血液分送各器官
毛细血管前阻力血管	小动脉、微动脉	调节外周阻力
毛细血管前括约肌	真毛细血管起始部	控制毛细血管开放数量

续表

功能分类	血管分布	生理作用
交换血管	真毛细血管	物质交换场所
毛细后阻力血管	微静脉	调节体液的血管内、外分配
容量血管	静脉	贮存 $60\% \sim 70\%$ 血液
短路血管	小动脉—小静脉短路支	体温调节

(二)血流动力学

1.血流量 Q(容积速度)。

(1)定义:血流量(Q)=压力差(ΔP)/阻力(R)。

(2)血流方式:层流(Re<2000)和湍流(Re>2000)。

雷诺系数:Re=$VD\rho/\eta$

式中:V 为平均流速[cm/s],D 为血管直径[cm],ρ 为血液密度[g/cm³],η 为黏滞系数。

2.血流阻力。

(1)定义:血流阻力 $R=8L\eta/(\pi r^4)$。

式中:L 为血管长度,r 为血管半径。

(2)影响因素及其对血流阻力的影响效果(见表 4-22)。

表 4-22　影响因素及其对血流阻力的影响效果

影响因素		对血流阻力的影响效果
血液黏滞系数 η	红细胞压积	红细胞压积(Hct)↑ → η↑ → R↑
	血流切率	血流切率↑→轴流 η↓→R↓
	小动脉血管口径	小动脉血管口径↓(<0.3mm)→η↓→R↓
	温度	温度↓→η↑→R↑
血管半径 r		血管半径↓→R↑;外周阻力即小动脉和微动脉对血流的阻力

3.血压。

(1)定义:血液对血管壁的侧压力(压强)称为血压。

(2)前提条件:足够血液充盈。以体循环平均充盈压[0.93kPa(7mmHg)]衡量。

(3)血压形成的基本因素:心脏射血;外周阻力。

P(血压)=Q(心排出量)×R(外周阻力)

(4)血压的测量:直接测量法适用于动物。间接测量法采用人肱动脉听诊法。

(三)动脉血压和动脉脉搏

1.动脉血压。

(1)动脉血压的形成:①具有足够血量充盈;②心脏射血;③外周阻力;④大动脉弹性或顺应性。

(2)收缩压、舒张压、脉压、平均动脉压的定义和正常值(见表 4-23)。

表 4-23　收缩压、舒张压、脉压、平均动脉压的定义和正常值

名　词	概　念	正常值
收缩压（高压）	收缩期主动脉压最高值	13.3～16.0kPa(100～120mmHg)
舒张压（低压）	舒张期主动脉压最低值	8.0～10.6kPa(60～80mmHg)
脉压差（脉压）	收缩压与舒张压的差值称为脉搏压	4.0～5.3kPa(30～40mmHg)
平均动脉压 MAP	一个心动周期动脉血压的平均值，平均动脉压＝舒张压＋1/3 脉压	13.3kPa(100mmHg)

（3）血压水平的分类（见表 4-24）。

表 4-24　血压水平的分类　　　　　　［单位：kPa(mmHg)]

类型	收缩压	舒张压	类型	收缩压	舒张压
低血压	<12 (<90)	<8 (<60)	临界高血压	18.67～19.87 (140～149)	12～12.53 (90～94)
理想血压	<16 (<120)	<10.67 (<80)	1 级高血压（轻度）	18.67～21.2 (140～159)	12～13.2 (90～99)
正常血压	<17.33 (<130)	<11.33 (<85)	2 级高血压（中度）	21.33～23.87 (160～179)	13.33～14.53 (100～109)
正常高值	17.33～18.53 (130～139)	11.33～11.87 (85～89)	3 级高血压（重度）	≥24 (≥180)	≥14.67 (≥110)

（3）影响动脉血压的因素（见图 4-2）。

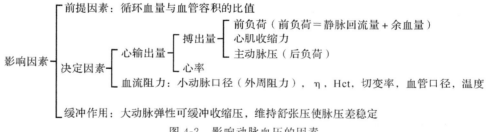

图 4-2　影响动脉血压的因素

2）影响效果（见表 4-25）。

表 4-25　各种因素对动脉压的影响效果

影响因素	收缩压	舒张压	脉压	主要作用
每搏量↑	显著升高	升高	升高	收缩压
心率↑	升高	显著升高	降低	舒张压
外周阻力↑	升高	显著升高	减低	舒张压
单纯大动脉弹性↓	升高	减低	显著升高	脉压
循环血量↓（失血）	显著降低	减低	降低	

注：老年人患动脉硬化时，收缩压增加，舒张压增加，脉压显著增加。

（4）比较各段动脉血压和血流（见表4-26）。

表4-26 各段动脉血压和血流的比较

比较项	主动脉与外周动脉比较		由主动脉至外周动脉
	主动脉（大动脉）	外周动脉	
收缩压	低	高	逐渐增加
舒张压	高	低	逐渐减少
脉 压	低	高	逐渐增加
平均动脉压	高	低	逐渐减少
血流量	大	小	逐渐减少

4.动脉脉搏。

（1）定义：心动周期中动脉压发生周期性变化引起的动脉搏动，称为动脉脉搏。

（2）波形与形成原理（见表4-27）。

表4-27 动脉脉搏波的形成原理

波 形		心动周期对应	形成原理
上升支		心室快速射血期	心室快速射血，动脉内压骤升，血管壁扩张
下降支	前段	心室缓慢射血期	动脉回缩，管内压↓
	降中峡	主动脉瓣关闭瞬间	主动脉瓣关闭
	降中波	主动脉血液返流弹回	主动脉血液返流弹回
	其余	心室舒张期	心室舒张

（3）动脉脉搏波：动脉脉搏沿管壁向外周血管传播的波动称为动脉脉搏波。

（4）脉搏传播速度：主动脉最慢，小动脉最快。

（四）静脉血压和静脉回流量

1.静脉血压：

（1）各器官静脉血压称为外周静脉压。

（2）中心静脉压（central venous pressure，CVP）。

1）定义：右心房和胸腔大静脉的血压称为中心静脉压。正常值：$4\sim12cmH_2O$。

2）生理意义：①反映回心血量和心血管功能；②为输液和补液指标。

3）影响因素：①心脏射血能力；②静脉回流量。

不同因素对中心静脉压和血压的影响及其处理见表4-28。

表4-28 不同因素对中心静脉压的影响及其处理

影响因素	中心静脉压	血压	处理
血容量不足	降低	正常	适当补液
血容量严重不足	降低	降低	充分补液
容量血管过渡收缩	升高	正常	扩张血管
心功能不全或血容量相对过多	升高	降低	强心、纠酸、扩张血管
心功能不全或血容量不足	正常	降低	补液试验

2.重力对静脉压的影响:

平卧时,重力对静脉压影响不大;当从平卧到直立时,足部血管的血压比平卧时高10.67kPa(80mmHg)(足到心脏的血液静水压),而心脏水平以上的血管压力比平卧时低,如颅顶矢状窦内压可降至—1.33kPa(—10mmHg)。

3.静脉回流。

(1)血流阻力低。

(2)静脉回心血量=(外周静脉压—中心静脉压)/静脉血流阻力。

(3)影响因素(见表 4-29)。

表 4-29　静脉回流的影响因素

影响因素	静脉血回流量
体循环平均压	体循环平均压↑,回心血量↑
心肌收缩力	心肌收缩力↑(心泵),回心血量↑;反之减少
体位改变	直立到平卧,回心血量↑;平卧到直立,回心血量↓
骨骼肌挤压	收缩时,回心血量↑;舒张时,毛细血管血液到静脉
呼吸运动	吸气时,胸内负压↑,回心血量↑;呼气时,胸内负压↓,回心血量↓

4.静脉脉搏。

(五)微循环

1.定义:微动脉与微静脉之间的循环称为微循环。

2.组成:微动脉、后微动脉、毛细血管前括约肌、真毛细血管、通血毛细血管、动脉—静脉吻合支、微静脉。

3.途径(见表 4-30)。

表 4-30　微循环的途径

途径	迂回通路	直捷通路	动—静脉短路
血管组成	微动脉→后微动脉→毛细前括约肌→真毛细血管→微静脉	微动脉→后微动脉→通血毛细血管→微静脉	微动脉→动—静脉吻合支→微静脉
血流速度	缓慢	快	迅速(更快)
物质交换	多	少	无
分　布	组织细胞	骨骼肌	皮肤
血管状况	交替开放	通常开放	平时关闭
生理意义	物质交换	血液迅速回流心脏	体温调节

4.微循环血流动力学特点:

(1)阻力大(微动脉直径8~40μm)。

(2)血压低[在动脉为 4~5.33kPa(30~40mmHg);在静脉为 1.33~2kPa(10~15mmHg)]。

(3)血流慢。

(4)灌流量易变:灌流量(血流量)主要由微动脉决定。

(5)潜在血容量大。

5.组织代谢水平对真毛细血管血流量的调节(见图4-3)。

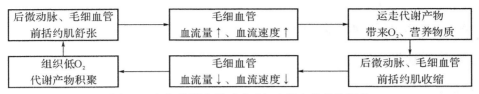

图 4-3　组织代谢水平对真毛细血管血流量的调节

6.微循环的物质交换方式。

(1)扩散:血液与组织液之间的主要物质交换方式,由溶质浓度差、大小和性质决定。

(2)滤过:由毛细血管到组织液的过程。

(3)重吸收:由组织液到毛细血管的过程。

(4)吞饮:毛细血管内皮细胞膜将液体包围并摄入细胞内,形成小囊泡的过程。

(六)组织液生成

1.模型:毛细血管内外物质交换示意图。

2.滤过动力＝毛细血管血压＋组织胶渗压。

3.滤过阻力(重吸力)＝血浆胶渗压＋组织静水压。

4.有效滤过压＝毛细血管血压＋组织液胶渗压—血浆胶渗压—组织液静水压。

动脉端:有效滤过压＝30＋15—25—10＝10mmHg(1.33kPa),正值:滤过＞吸收,组织液生成;

静脉端:有效滤过压＝12＋15—25—10＝—8mmHg(—1.07kPa),负值:滤过＜吸收,组织液重吸收。

5.变化规律:

从动脉端到静脉端,毛细血管血压递减[动脉端4kPa(30mmHg),静脉端1.6kPa(12mmHg)];

从动脉端到静脉端,有效滤过压递减[动脉端1.33kPa(10mmHg),静脉端—1.07kPa(—8mmHg)]。

6.组织液有效滤过压在动脉与静脉端不同的起因是毛细血管血压的差异。

7.引起水肿的因素:组织液增多可引起水肿(见表4-31)。

表 4-31　引起水肿的因素

原　因	实　例
1)毛细血管血压↑	静脉回流受阻
2)组织液胶体渗透压↑	病理性毛细血管通透性上升,部分血浆蛋白滤过进入组织液
3)血浆胶渗压↓	低蛋白血症
4)淋巴回流受阻	丝虫病导致淋巴管阻塞,乳腺癌阻塞淋巴管
5)毛细血管通透性↑	炎症、过敏反应

(七)淋巴液的生成与回流

1.淋巴液的生成:淋巴液是组织液进入淋巴管称为淋巴液。毛细淋巴管具有单向活瓣。

2.淋巴液回流的生理意义。

（1）回收蛋白质。

（2）运输脂肪（80%～90%）。

（3）调节血浆和组织间的水平衡，防止水肿。

四、心血管活动调节

（一）神经调节

1.心脏的神经支配（见表 4-32）。

表 4-32　心脏的神经支配

比较项 \ 神经	心交感神经	心迷走神经
分　布	整个心脏	心房肌、心室肌、冠状动脉（少量）
末梢释放递质	去甲肾上腺素（NA 或 NE）	乙酰胆碱（ACh）
受　体	β 受体为主	M 受体
阻断剂	普洛萘尔（心得安）	阿托品
变兴奋作用（兴奋性）	正性变兴奋：静息电位变小，阈电位下移；快 Na^+ 通道激活率↑；激活 Ca^{2+} 通道	负性变兴奋：膜电位增大，静息电位与阈电位距离加大，兴奋性↓
变时作用（自律性）	正性变时：I_f↑，4 期自动除极速度↑，使复极相 K^+ 外流↑，不应期缩短，加速 0 期离子通道复活，心率↑	负性变时：最大复极电位↑，慢 4 期 K^+ 外流↑，I_K 衰减↓，4 期自动除极速度↓，自律性↓
变传导作用（传导性）	正性变传导：慢反应细胞 0 期 Ca^{2+} 内流↑，0 期去极速度与幅度↑，传导速度↑	负性变传导：ACh 直接抑制窦房结，0 期 Ca^{2+} 内流↓，0 期去极速度与幅度↓，传导↓
变力作用（收缩性）	正性变力：提高 Ca^{2+} 通道开放概率，胞内 Ca^{2+}↑；ATP 合成↑；传导↑，收缩同步平台 Ca^{2+} 内流↑；心肌收缩能力↑	负性变力：3 期 K^+ 外流↑→3 期复极加速→平台期缩短→平台期 Ca^{2+} 内流↓；ACh 直接抑制 Ca^{2+} 通道，Ca^{2+} 内流↓，心肌收缩力↓

2.血管的神经支配（见表 4-33）。

表 4-33　血管的神经支配

项目 \ 神经	交感缩血管神经	交感舒血管神经	副交感舒血管神经
基本中枢	脑干交感缩血管中枢	大脑（新）皮质运动区	脑干及骶髓副交感 N 核
末梢递质	去甲肾上腺素（NA）	乙酰胆碱（ACh）	乙酰胆碱（ACh）
受　体	α 为主（β 少数）	M 受体	M 受体
阻断剂	酚妥拉明	阿托品	阿托品
效应器	绝大多数血管	骨骼肌血管	脑膜、消化腺及生殖器的血管

续表

项目 \ 神经	交感缩血管神经	交感舒血管神经	副交感舒血管神经
效应	α受体→血管收缩 β受体→血管舒张	血管舒张	血管舒张
生理作用	大 紧张性兴奋,主要调节小动脉阻力及血压	平时无作用 与防御、情绪紧张及运动初期骨骼肌血流量增加有关	很小 只在局部扩张血管,调节局部血流,不影响总外周阻力

3. 心血管中枢。

(1)延髓心血管中枢。

1)延髓是最基本的心血管中枢,包括心迷走中枢,心交感中枢,交感缩血管中枢。

2)延髓心血管中枢定位:①缩血管区:延髓头端腹外侧(C1区)为肾上腺素神经元;②舒血管区:延髓尾端腹外侧(A1区)为去甲肾上腺素神经元;③传入神经接替站:孤束核;④心抑制区:迷走神经背核,疑核。

3)延髓以上中枢:脑干、大脑、小脑、下丘脑(防御反应区)。

4. 心血管反射。

(1)颈动脉窦和主动脉弓压力感受性反射(降压反射)。

1)定义:当血压突然增加时,引起压力感受性反射,其反射效果是心率↓、外周阻力↓、血压回降。

2)反射弧(见表4-34)。

表 4-34　心血管反射的反射弧

血压	压力感受器	传入神经		心血管中枢	传出神经	效应器	对血压作用
突然 增高	颈动脉窦(＋) 主动脉弓(＋)	舌咽 N(＋)→ 迷走 N(＋)→	延髓	心迷走中枢(＋)　心迷走神经(＋)→ 心交感中枢(－)　心交感神经(－)→ 缩血管中枢(－)　交感缩血管 N(－)→		心脏(－)　→心排出量↓→血压↓ 心脏(－)　→心排出量↓→血压↓ 血管舒张　→外周阻力↓→血压↓	

3)反射效应:血压(blood pressure,BP)↓。

4)敏感性指标:压力感受反射功能曲线,窦内压敏感区为13.33kPa(100mmHg);适应刺激是机械牵张。

5)生理意义:当血压、心输血量、外周阴力、血量突然变化时,此反射快速调节血压,使血压保持相对稳定,属于负反馈调节。

当血压突然降低时,反射弧的变化见表4-35。

表 4-35　血压突然降低时反射弧的变化

血压	压力感受器	传入神经		心血管中枢	传出神经	效应器	对血压效应
突然 降低	颈动脉窦(－) 主动脉弓(－)	舌咽 N(－)→ 迷走 N(－)→	延髓	心迷走中枢(－)　心迷走神经(－)→ 心交感中枢(＋)　心交感神经(＋)→ 缩血管中枢(＋)　交感缩血管 N(＋)→		心脏(＋)　→心排出量↑→血压↑ 心脏(＋)　→心排出量↑→血压↑ 血管收缩　→外周阻力↑→血压↑	

(2)颈动脉体、主动脉体化学感受性反射(升压反射)(见表4-36)。

表 4-36　颈动脉体、主动脉体化学感受性反射

血液	化学感受器	传入神经	中枢		传出神经		效应器/效应
PO_2↓ PCO_2↑ H^+↑	颈动脉体 主动脉体	窦神经 迷走神经	心血管中枢	心迷走中枢(−) 心交感中枢(+) 缩血管中枢(+)	→心迷走神经(−) →心交感神经(+) →交感缩血管神经(+)	→ 心率↑→血压↑ →心排出量↑→血压↑ →外周阻力↑→血压↑	
				呼吸中枢(+)	→ 迷走神经	→呼吸加深加快	

（3）降压反射与升压反射的区别（见表 4-37）。

表 4-37　降压反射与升压反射的区别

比较项	降压反射	升压反射
感受刺激	血压搏动性变化比非搏动性变化更敏感	缺 O_2、CO_2↑、H^+↑
感受器	颈动脉窦、主动脉弓压力感受器	颈动脉体、主动脉体化学感受器
中枢作用	心迷走中枢紧张性增强；心交感中枢紧张性减弱；交感缩血管中枢紧张性减弱	心迷走中枢紧张性减弱；心交感中枢紧张性增强；交感缩血管中枢紧张性增强；呼吸中枢紧张性增强
总的作用	血压↓	血压↑,呼吸↑
特点	平时经常起作用(血压 8～24kPa),颈动脉窦比主动脉弓更敏感,属负反馈机制	平时不发生调节作用,在缺氧、CO_2↑、酸中毒或严重失血时起作用
生理意义	经常监视血压波动,对维持正常血压的相对稳定起重要作用	移缓济急(首先保证心脑血液供应)

（4）心肺感受器引起的心血管反射。

1）反射弧和反射效应（见表 4-38）。

表 4-38　心肺感受器引起的心血管反射的反射弧和反射效应

刺激	释放	感受器	传入 N	中枢	传出神经	效应器与效应	
血压↑ 血容量↑ 心肌缺血 心肌负荷↑	PG 缓激肽 腺苷	心肺感受器(+)	迷走 N	心交感中枢(−) 心迷走中枢(+) 交感缩血管中枢(−)	交感神经 迷走神经 交感缩血管 N	心脏:心率↓,心排出量↓ 血管:外周阻力↓ 肾脏:排 Na^+↑、排水↑	血压降低

（二）体液调节

1.肾素—血管紧张素系统。

（1）来源与作用（见图 4-4）。

（2）调节。

1）肾脏血流量↓,肾素分泌↑,Ang Ⅱ↑。

2）血钠降低,肾素分泌↑,Ang Ⅱ↑。

3）肾交感神经兴奋,肾素分泌↑,Ang Ⅱ↑。

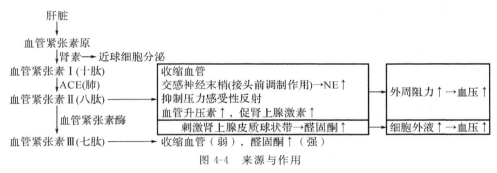

图 4-4　来源与作用

2. 肾上腺素和去甲肾上腺素的比较(见表 4-39)。

表 4-39　肾上腺素和去甲肾上腺素的比较

比较项			肾上腺素(Adr)	去甲肾上腺素(NA)
受体	α 受体		++	+++(为主)
	β₁ 受体		+++(为主)	+
	β₂ 受体		++	+
心脏	心率	离体心脏	+	+
		在体心脏	+	-(减压反射效应)
	每搏输出量		+++	-,0,+(在体心脏)
血管	α 受体		皮肤、内脏、冠状血管收缩	全身各器官血管收缩
	β 受体		骨骼肌,肝脏血管舒张	冠脉、骨骼肌、内脏血管(β2)舒张
	总外周阻力		+	++
血压	收缩压		+++	++
	舒张压		+,0,-	++
	平均动脉压		+	++
	临床应用		强心剂	升压药
其他	升高血糖		++	+
	脂肪分解		++	+
	舒张支气管平滑肌		++	+
	舒张胃肠道平滑肌		++	+
	子宫(在体、妊娠)		舒张	收缩
	增加耗氧量		++	+
	产热作用		++	+
	中枢神经系统		引起激动和焦虑	激动但不焦虑

3. 血管升压素(抗利尿激素,ADH)。

(1)合成、贮存、释放:下丘脑视上核和室旁核神经细胞合成 ADH→轴浆运输(下丘脑—神经垂体束)→贮存于神经垂体→当血浆晶体渗透压↑→ADH 释放入血→称为神经分泌。

(2)生理作用:①先抗利尿效应,后升高血压作用;② 提高压力感受性反射的敏感性。

(3)引起释放的因素:禁水、失水、失血。

4.血管内皮生成的血管活性物质。

(1)前列环素(PGI$_2$):舒张血管。

(2)一氧化氮(NO):

L-精氨酸$\xrightarrow{\text{一氧化氮合酶}}$一氧化氮 NO→鸟苷酸环化酶→cGMP↑→Ca^{2+}↓→血管舒张。

(3)内皮素:收缩血管。

5.激肽释放酶—激肽系统:激肽可舒张血管。

6.心房钠尿肽(ANP):

(1)合成部位:心房肌胞质嗜钺颗粒。

(2)有效刺激:① 血容量↑;② 血 Na$^+$↑。

(3)作用机制:cGMP 第二信使学说。

(4)生理作用。

1)利钠、利尿:抑制集合管对 Na$^+$重吸收。

2)拮抗肾素—血管紧张素—醛固酮系统。

3)使 ADH↓。

4)舒张血管,降低血压。

(5)ANP 降压机制(见图 4-5)。

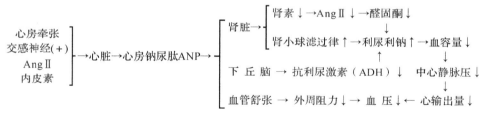

图 4-5　ANP 降压机制

(三)局部血液调节——自身调节

1.代谢性自身调节:PO$_2$↓、PCO$_2$↑、ATP、H$^+$↑、腺苷、K$^+$→毛细前括约肌舒张→局部血流量↑。

2.肌源性自身调节。

肌源性活动使血管平滑肌本身经常保持紧张性收缩。

在肾、脑、心、肝、肠系膜,骨骼肌的血管存在肌源性自身调节。

五、器官循环

(一)冠状循环

1.解剖学特点:

(1)左冠状动脉供左心室前壁,右冠状动脉供左心室后壁和右心室。

(2)冠状动脉小分支垂直进入心肌,在心内膜下成网,易受压迫。

2.生理学特点。

(1)途径短,血流快。

(2)血压较高,血流量大。

(3)动脉—静脉含氧量差值大,说明心脏是耗氧量最大的器官。

(4)血流量呈周期性变化。

左心室:冠脉流量决定于舒张期压力和长短(舒张期冠脉流量>收缩期冠脉流量);

右心室:收缩期冠脉流量与舒张期冠脉流量接近。

3.调节。

(1)心肌代谢水平的调节:

1)心肌代谢水平是调节冠脉流量的最重要因素。

2)冠脉流量与心肌代谢水平成正比:

肌肉运动,神经紧张→心肌代谢↑→耗氧量↑,PO_2↓→腺苷↑→冠脉舒张→冠脉流量↑。

3)心肌代谢升高引起冠脉舒张的原因:腺苷。

4)引起冠脉舒张的因素:H^+↑、CO_2↑、乳酸↑、缓激肽、PGE。

(2)神经调节(见表 4-39)。

表 4-39　神经调节

神经调节	迷走神经	交感神经
对冠状动脉直接作用	舒张	收缩(α 受体作用)
对心脏作用	负性(M 受体)→心肌代谢↓	正性(β 受体)→ 心肌代谢↑
对整体作用	舒张作用被抵消	舒张

(3)激素调节。

1)舒张冠状动脉的激素:① 肾上腺素;② 去甲肾上腺素;③ 甲状腺素。

2)收缩冠状动脉的激素:① 大剂量 ADH;② 血管紧张素Ⅱ。

(二)肺循环

1.生理学特点。

(1)具有体循环和肺循环两套血管系统。

(2)血压低,外周阻力小。

(3)血容量变化大:吸气时血压↓,血容量↑;呼气时血压↑,血容量↓,称为动脉血压呼吸波。

(4)肺泡内无组织液存在,即肺毛细血管的液体交换主要为重吸收。

(5)对缺氧敏感,当局部缺氧时,肺微动脉收缩,血流量减小。

2.调节。

(1)神经性调节:迷走神经舒张血管,交感神经收缩血管。

(2)PO_2↓,PCO_2↑的调节:产生缩血管反应。

(3)体液因素调节:①缩血管物质:去甲肾上腺素,肾上腺素,AngⅡ,5-羟色胺(5-HT),组胺,PGF_{2a}、PGE_2。②舒血管物质:异丙肾上腺素,PGI_2。

（三）脑循环

1.特点：①脑血流量变化小，流量丰富；②血—脑屏障。

2.调节。

(1)自身调节：平均动脉压在 $8\sim18.67kPa(60\sim140mmHg)$ 时，脑血流量恒定。

(2)化学调节：$PCO_2\uparrow\rightarrow H^+\uparrow\rightarrow$ 舒张脑血管；$PO_2\downarrow\rightarrow H^+,K^+$，腺苷$\rightarrow$舒张脑血管。

(3)神经调节不明显。

【概念】

1.快反应细胞(fast response cell)；

2.慢反应细胞(slow response cell)；

3.有效不应期(effective refractory period)；

4.期前收缩与代偿间歇(premature systole & compensatory pause)；

5.自动节律性(autorhythmicity)；

6.房室延搁(atrioventricular delay)；

7.心率(heart rate)；

8.心动周期(cardiac cycle)；

9.等容收缩期(period of isovolumic contraction)；

10.等容舒张期(period of isovolumic relaxation)；

11.心音(heart sound)；

12.每搏量(stroke volume)；

13.心排出量(cardiac output)；

14.心指数(cardiac index)；

15.射血分数(ejection fraction)；

16.心力贮备(cardiac reserve)；

17.异长自身调节(heterometric regulation)；

18.心室功能曲线(ventricular function curve)；

19.心肌收缩能力(myocardial contractility)；

20.等长自身调节(homometric regulation)；

21.阶梯现象(staircase phenomenon or treppe)；

22.血压(blood pressure)；

23.循环系统平均充盈压(mean circulatory filling pressure)；

24.收缩压(systolic pressure)；

25.舒张压(diastolic pressure)；

26.脉压(pulse pressure)；

27.平均动脉压(mean arterial pressure)；

28.外周阻力(peripheral resistance)；

29.中心静脉压(central venous pressure)；

30.微循环(microcirculation)；

31.压力感受性反射(baroreceptor reflex)；

32.低压感受器(low baroreceptor);

33.神经分泌(neurosecretion);

34.内皮舒张因子(endothelium-derived relaxing factor,EDRF);

35.心房钠尿肽(atrial natriuretic peptide,ANP)。

【思考题】

1.试述心室肌细胞动作电位的分期、特点和各期产生的机制。

2.简述浦氏纤维生物电活动特点和形成机制。

3.简述窦房结起搏细胞电活动特点和形成机制。

4.简述心肌细胞膜上产生哪些离子电流？各离子电流存在于哪些部位和时期？其阻断剂如何？

5.什么是心肌电生理学特性？影响心肌电生理特性的因素有哪些？

6.简述心脏兴奋性特点及其影响因素。

7.简述心肌兴奋后兴奋性的周期性变化及机制。

8.什么是心脏自律性？简述心脏自律性的起因及其影响因素。

9.简述正常心脏兴奋传导的途径及特点。

10.简述心电图各波、各时段和各时期所代表的生理意义。

11.试述心动周期中心室内压、心室容积、瓣膜开闭及血流方向的变化。

12.什么是心排出量？影响心排出量的因素有哪些？各因素对心排出量的影响效果如何？

13.什么是血管的外周阻力？影响外周阻力的因素有哪些？

14.什么是动脉血压？影响动脉血压的因素有哪些？各因素对收缩压、舒张压和脉压的影响效果如何？

15.何谓中心静脉压？中心静脉压的高低反映什么问题？

16.试述影响静脉回流的因素。

17.简述微循环三个途径的组成及其生理特点。

18.说明组织液的生成及其影响因素。

19.简述心脏受什么神经支配？有何生理作用？

20.简述心交感神经末梢释放的递质、作用于心肌的受体、对心脏的生理作用及其作用机制。

21.简述心迷走神经末梢释放的递质、作用于心肌的受体、对心脏的生理作用及其作用机制。

22.机体血管受什么神经支配？它对血管有何作用？

23.试述颈动脉窦和主动脉弓压力感受性反射(降压反射)的基本过程。

24.试述颈动脉体和主动脉体化学感受性反射(升压反射)的基本过程。

25.试比较降压反射与升压反射。

26.正常人的动脉血压突然波动时,机体是怎样维持相对稳定的？

27.试述肾上腺素和去甲肾上腺素对心血管的生理作用。

28.血管内皮细胞产生哪些血管活性物质？其生理作用是什么？

29. 冠状循环的特点及其血流量的调节如何？

30. 脑循环的特点及其血流量的调节如何？

31. 简述机体急性大失血时的代偿性反应。

32. 试述心肌细胞的分类与区别。

33. 比较下列两者的区别：

(1)快反应电位与慢反应电位；

(2)快反应细胞与慢反应细胞；

(3)心电图与单个心肌细胞生物电；

(4)第一心音与第二心音；

(5)心迷走神经与心交感神经；

(6)减压反射与升压反射；

(7)肾上腺素与去甲肾上腺素。

(8)快通道与慢通道。

【本章总括】

循环
├─心脏
│　├─电生理学
│　│　├─心肌细胞分类：工作细胞（心室肌、心房肌）/自律细胞（窦房结、房室交界、房室束、浦氏纤维）
│　│　├─单细胞电位（心室肌、浦氏纤维、窦房结）：波形/特点/形成机制
│　│　├─生理特性
│　│　│　├─兴奋性：影响因素/特点/兴奋性与收缩性关系/期前收缩与代偿间歇
│　│　│　├─传导性：影响因素/途径/特点/房室延搁（定义、原因、生理意义）
│　│　│　├─自律性：影响因素/来源/级别差异/依据自律性对心肌细胞分类
│　│　│　└─收缩性：心肌收缩特点/机制
│　│　└─体表心电图：波型/命名/形成原理/导联/生理意义/心电图与动作电位区别
│　├─泵血功能
│　│　├─泵血过程与机制：心动周期分期/房—室—主动脉压力、容积、瓣膜变化/心音
│　│　├─评价指标：搏出量/心排出量/心指数/射血分数/搏功/每分功
│　│　├─心排出量调节：前负荷/后负荷/心肌收缩能力/心率
│　│　└─心力贮备：定义/类型（收缩期贮备、舒张期贮备、心律贮备）
│　├─内分泌：心房钠尿肽（分泌细胞/生理作用/作用机制/有效刺激）
│　└─心脏血液供应（冠状循环）：特点/调节
├─血管
│　├─血管功能分类：名称/血管分布/生理功能
│　├─血流动力学：流量—压力—阻力
│　├─动脉
│　│　├─血压：形成条件/正常值/影响因素与影响效果
│　│　└─脉搏：波型/生理意义
│　├─静脉
│　│　├─静脉压
│　│　│　├─中心静脉压：定义/正常值/生理意义/影响因素
│　│　│　└─外周静脉压
│　│　└─静脉回流：回心血量影响因素
│　├─微循环（毛细血管）：定义/组成/途径/调节/特点/组织液生成（有效滤过压、影响因素）
│　└─内分泌（内皮细胞产生激素）
│　　　├─前列环素（PGI₂）：合成部位与途径/生理作用/作用机制
│　　　├─内皮舒张因子（EDRF）：一氧化氮（来源、生理作用、作用机制）
│　　　└─内皮缩血管因子（EDCF）：内皮素（生理作用）
└─调节
　　├─神经性调节
　　│　├─神经支配
　　│　│　├─支配心脏神经：心迷走神经—心交感神经（递质/受体/阻断剂/作用）
　　│　│　└─支配血管神经：缩血管神经—舒血管神经（递质/受体/阻断剂/作用）
　　│　├─神经中枢：心迷走中枢、心交感中枢、交感缩血管中枢
　　│　└─神经反射
　　│　　　├─压力感受性反射：反射弧/生理意义/压力感受性反射曲线
　　│　　　├─化学感受性反射：反射弧/生理意义
　　│　　　└─心肺感受心血管反射：反射弧/生理意义
　　├─体液性调节
　　│　├─肾素—血管紧张素：生成途径/生理作用
　　│　├─肾上腺素—去甲肾上腺素：生理作用（对心脏、血管、血压、其他器官）
　　│　└─血管加压素（抗利尿激素）：来源/生理作用/有效刺激
　　└─自身性调节：代谢性自身调节和肌源性自身调节

第五章

呼吸生理

【大纲要求】

1. 掌握肺通气和肺换气的原理及肺功能的评定、呼吸活动的调节。
2. 熟悉气体在血液中的运输形式、呼吸节律的产生。
3. 了解呼吸的意义及其各环节的基本过程。

【纲要内容】

一、呼吸

（一）定义

机体与外界环境之间的气体交换过程称为呼吸。

（二）过程（见图 5-1）

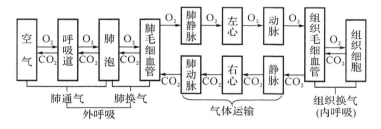

图 5-1 呼吸过程

二、肺通气

（一）定义

肺与外界环境之间的气体交换过程称为肺通气。

（二）肺通气器官：呼吸道、肺泡、胸廓。

1. 呼吸道。

（1）组成：①上呼吸道（鼻、咽、喉）；②下呼吸道（气管、支气管）。

（2）功能。

1）调节气道阻力：

$$PGE_2、肽能神经、儿茶酚胺$$

$$\downarrow$$

交感神经→NE→气管平滑肌舒张→气道口径↑→气道阻力↓→通气量↑

迷走神经→ACh→气管平滑肌收缩→气道口径↓→气道阻力↑→通气量↓

$$\uparrow$$

$$PGF_{2a}、组胺、5-HT、过敏性慢反应物质、缓激肽、CO_2↑、内皮素$$

2）保护和防御作用：加温、湿润、过滤、清洁吸入气体的作用。

2.肺泡：是肺泡气与血液进行气体交换的场所。

3.胸廓：由脊柱、肋骨、胸骨、肋间肌组成。吸气时胸廓扩大，呼气时胸廓缩小。

（三）肺通气原理

肺通气的原理为肺通气动力克服肺通气阻力完成呼吸功的作用。

1.肺通气动力：呼吸运动、肺内压、胸内负压。

（1）呼吸运动——肺通气的原动力。

1）定义：呼吸肌的收缩和舒张所引起的胸廓节律性扩张和缩小称为呼吸运动。

2）呼吸肌包括①吸气肌：膈肌和肋间外肌；②呼气肌：腹肌和肋间内肌；③辅助吸气肌：斜角肌、胸锁乳突肌、胸背部肌肉。

3）方式。

①平静呼吸：安静状态下的呼吸运动称为平静呼吸。

吸气过程：吸气肌收缩→胸廓容积↑→肺容积↑→肺内压↓→吸气；

呼气过程：吸气肌舒张→胸廓容积↓→肺容积↓→肺内压↑→呼气。

平静呼吸的特点：吸气是主动过程；呼气是被动过程。

平静呼吸频率：12～18 次/分。

②用力呼吸：当机体运动或吸入气 $CO_2↑$、$O_2↓$ 或肺通气阻力增大时，呼吸加深、加快的呼吸运动。

吸气过程：吸气肌、辅助吸气肌收缩→胸廓容积↑→肺容积↑→肺内压↓→吸气。

呼气过程：呼气肌收缩、吸气肌和辅助吸气肌舒张→胸廓容积↓→肺容积↓→肺内压↑→呼气。

用力呼吸的特点：吸气和呼气都是主动过程。

③胸式呼吸：以肋间外肌舒缩，引起胸廓变化为主的呼吸运动称为胸式呼吸。常发生于妊娠、腹水、腹腔肿瘤等。

④腹式呼吸：以膈肌舒缩，引起腹壁变化为主的呼吸运动称为腹式呼吸。常发生于胸膜炎、胸腔积水等。

（2）肺内压。

1）定义：肺泡内的压力称为肺内压。

2）特征：周期性变化（见表 5-1）。

表 5-1   肺内压周期性变化

呼吸时相	吸 气		呼 气	
	压力变化	气流方向	压力变化	气流方向
呼吸初	肺内压<大气压	气体入肺	肺内压>大气压	气体出肺
呼吸中	肺内压<大气压	气体入肺	肺内压>大气压	气体出肺
呼吸末	肺内压=大气压	气流停止	肺内压=大气压	气流停止

3）结论：肺通气的直接动力是肺内压与大气压的差值。

4）正常值：

平静呼吸时，肺内压为$-0.266kPa \sim +0.266kPa（-2mmHg \sim +2mmHg）$；

用力呼吸时，肺内压为$-13.3kPa \sim +18.62kPa（-100mmHg \sim +140mmHg）$。

5）人工呼吸：用人工方式造成肺内压与大气压之差，进行肺通气的呼吸称为人工呼吸。包括负压式（挤压胸廓、负压式人工呼吸机）和正压式（口对口人工呼吸、正压式人工呼吸机）。

（3）胸膜腔内压。

1）定义：胸膜腔内的压力称为胸膜腔内压，简称胸膜腔内压。

2）测量方法：①检压计的直接测量；②食管导管气囊的间接测量。

3）特点：①胸膜腔内压是负压；②呈周期性变化：吸气时，负压↑；呼气时，负压↓。

4）构成胸内负压的前提条件：胸膜腔的密闭性。

5）正常值：

平静呼吸时，胸膜腔内压为$-1.33kPa \sim -0.399kPa（-10mmHg \sim -3mmHg）$；

用力呼吸时，胸膜腔内压为$-11.97kPa \sim +14.63kPa（-90mmHg \sim +110mmHg）$。

6）形成原因：胸膜腔内压=肺内压-肺回缩力。

在呼吸末，肺内压=大气压（大气压为零标准），即胸膜腔内压=-肺回缩力。

7）生理作用：①使肺处于扩张状态，并使肺随胸廓的张缩而张缩；②有利于静脉血和淋巴液的回流。

2.肺通气阻力。

肺通气阻力的组成如图 5-2 所示。

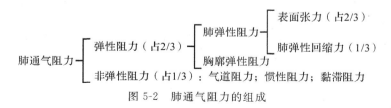

图 5-2   肺通气阻力的组成

（1）弹性阻力。

1）定义：弹性体对抗外力作用所引起的变形的力。

2）指标：顺应性（C）。

定义式：顺应性 $C=$ 容积变化÷单位跨壁压变化$=\Delta V \div \Delta P [L/cmH_2O]$

关系式：$C=1/R$，即顺应性(C)与弹性阻力(R)呈反比关系。

3)肺静态顺应性曲线：跨肺压与肺容积的关系曲线，呈"S"形。

斜率大，表示肺顺应性大，肺通气阻力小；斜率小，表示肺顺应性小，肺通气阻力大。

4)肺弹性阻力。

①组成：肺弹性阻力＝肺表面张力＋肺弹性纤维回缩力。

②证据：充气—充盐水实验。

充气时，液—气界面存在，肺弹性阻力＝肺表面张力＋肺弹性纤维回缩力。

充盐水时，液—气界面不存在，肺弹性阻力＝肺弹性纤维回缩力。

③结论：在同等容积变化时，注水压力＜注气压力，表面张力占 2/3，肺弹性纤维回缩力占 1/3。

④肺表面活性物质。

A)化学本质：二棕榈酰卵磷脂(二软脂酰卵磷脂，DPPC)＋表面活性物结合蛋白。

B)合成、释放场所：肺泡Ⅱ型上皮细胞。

C)分布特点：肺泡半径↑，肺表面活性物质密度↓。

D)生理作用：降低肺泡表面张力和吸气阻力；维持肺泡稳定性；调节肺泡的回缩力；防止肺水肿。

E)临床意义：肺炎、肺血栓、呼吸窘迫综合征→表面活性物质↓→肺不张。

5)胸廓弹性阻力。

①特点：方向可变性(见表 5-2)

表 5-2　胸廓弹性阻力的方向

呼吸状态	胸廓位置	胸廓弹性阻力(R_{chw})方向	肺回缩力(R_L)方向
平静吸气末	＝自然位置	＝0，无	向内(吸气的阻力)
呼气	＜自然位置	向外(吸气的动力，呼气的阻力)	向内(吸气的阻力)
深吸气	＞自然位置	向内(呼气的动力，吸气的阻力)	向内(吸气的阻力)

②指标：胸廓顺应性 C_{chw}＝胸廓容积变化÷(胸膜腔内压—大气压)＝0.2(L/cmH_2O)。

③关系：胸廓弹性阻力与肺弹性阻力是串联关系。

$R_总＝R_L＋R_{chw}$　即总弹性阻力是肺和胸廓的弹性阻力的代数和。

$1/C_总＝1/C_L＋1/C_{chw}$　即总顺应性是肺和胸廓的顺应性倒数之和。

(2)非弹性阻力：包括惯性阻力、黏滞阻力、气道阻力。

(3)气道阻力约占非弹性阻力的 80%～90%。

1)气道阻力＝(大气压—肺内压)÷气体流量＝1～3(cmH_2O/L/s)。

2)主要产生部位：鼻占 50%、声门占 25%、气管和支气管占 15%。

3)影响因素：气流阻力；气流形式；气道管径：跨壁压、肺对气道向外牵拉、副交感神经和交感神经、体液物质(儿茶酚胺、PGE_2、组胺、$PGF_{2\alpha}$、内皮素、CO_2↑)。

(四)肺通气的衡量指标:肺容量、肺通气量、呼吸功

1.肺容量(见表5-3)。

表5-3　肺容量的定义、关系和正常值

指标	概念与关系式	正常值
潮气量(TV)	平静呼吸时,每次吸入或呼出的气量	500(400～600)mL
补吸气量(IRV)	平静吸气末,再尽力吸入的最大气量	1500～2000mL
补呼气量(ERV)	平静呼气末,再用力呼出的最大气量	900～1200mL
余气量(RV)	最大呼气末,尚存于肺的气量	1000～1500mL
深吸气量(IC)	平静呼气末,再尽力吸入的最大气量 IC=TV+IRV	2000～2500mL
功能余气量(FRC)	平静呼气末,尚存于肺的气量 FRC=RV+ERV	2500mL
肺活量(VC)	最大吸气后,能呼出最大气量 VC=TV+IRV+ERV=IC+ERV=TLC−RV	♂3500mL ♀2500mL
用力肺活量(FVC)	最大吸气后,尽力尽快地最大呼出气量	
用力呼气量(FEV) (时间肺活量)	最大吸气后,在一定时间内,尽力尽快地呼出的气量 称为 FEV,常用以第1、2、3秒末的 FEV/FVC 的百分 数表示	$FEV_1/FVC≈83\%$ $FEV_2/FVC≈96\%$ $FEV_3/FVC≈99\%$
肺总容量(TLC)	肺能容纳的最大气量	♂5000mL ♀3500mL

2.肺通气量与肺泡通气量(见表5-4)。

表5-4　肺通气量与肺泡通气量

指标	定义或关系式	正常值
肺通气量	每分钟吸入或呼出的气体总量,肺通气量=潮气量×呼吸频率 通气储备百分比 =(最大通气量−每分通气量)/最大通气量 ×100%	6～9L/min ≥93%
肺泡通气量	每分钟吸入肺泡的新鲜的空气量。 肺泡通气量=(潮气量−生理无效腔)×呼吸频率 生理无效腔=解剖无效腔+肺泡无效腔	4.2～6.3L/min 解剖无效腔=150mL 肺泡无效腔=0

呼吸的频率、深度与效率(见表5-5)。

表5-5　呼吸的频率、深度与效率

呼吸形式	呼吸频率(次/min)	潮气量(mL)	肺通气量(mL/min)	肺泡通气量(mL/min)	效率
正常	16	500	8000	5600	正常
深慢	8	1000	8000	6800	高
浅快	32	250	8000	3200	低

3.呼吸功:呼吸肌在呼吸运动中克服通气阻力而实现肺通气所做的功称为呼吸功。

三、气体交换

（一）原理：依靠气体分压差进行扩散

1.气体分压＝总压力×该气体容积百分比。

2.衡量指标（见表5-6）。

表 5-6　气体扩散量与肺扩散容量

衡量指标	定义或关系式
气体扩散量 V	$V=A\times D\times \Delta P\div d$；$A$ 扩散面积，D 扩散系数（$D=s/\sqrt{MW}$），s 溶解度，MW 分子量，ΔP 分压差，d 扩散距离； $DCO_2/DO_2=51.5\sqrt{44}/2.14\sqrt{32}=20.5\rightarrow CO_2$ 扩散系数是 O_2 的 20 倍
肺扩散容量 D_L	$D_L=\dfrac{V}{\lvert P_a-P_c\rvert}=\dfrac{A}{d}\times D$　　P_a 肺泡气某气体平均分压 P_c 肺血液某气体平均分压

（二）过程（见表5-7）。

表 5-7　肺换气与组织换气的过程

气体交换	肺换气		组织换气	
	肺泡	静脉血	动脉血	组织
PO_2	13.8kPa(104mmHg)→	5.33kPa(40mmHg)	13.3kPa(100mmHg)→	4kPa(30mmHg)
PCO_2	5.33kPa(40mmHg)←	6.13kPa(46mmHg)	5.33kPa(40mmHg)←	6.67kPa(50mmHg)
结论	静脉血变成动脉血		动脉血变成静脉血	

（三）呼吸气体和人体不同部位气体的分压（见表5-8）

表 5-8　呼吸气体和人体不同部位气体的分压　　　　［单位：kPa(mmHg)］

分压	空气	吸入气	呼出气	肺泡气	动脉血	静脉血	组织
PO_2	21.1(158.4)	19.9(149.5)	15.9(119.3)	13.8(103.4)	13.3(100)	5.3(40)	4.0(30)
PCO_2	0.04(0.3)	0.04(0.3)	3.7(27.4)	5.4(40.3)	5.3(40)	6.1(46)	6.7(50)

（四）影响因素（见表5-9）

1.扩散速率 $\propto \dfrac{A\times s\times \Delta P\times T}{d\quad\sqrt{MW}}$　　　　T：温度。

2.通气/血流比值（V/Q 比值）。

（1）定义：每分肺泡通气量与每分肺血流量的比值称为通气/血流比值。正常值为0.84。

（2）意义：血（循环）与气（呼吸）保持匹配的动态平衡，即血—气平衡的衡量指标。

（3）当 V/Q 比值改变的情况：

1）V/Q 比值↑→通气过度，血流相对不足→肺泡无效腔↑→例如：肺血管栓塞；

2）V/Q 比值↓→通气不足，血流相对过多→功能性动—静脉短路→例如：支气管痉挛。

（4）V/Q 比值的不均匀分布：在肺部自下而上，肺通气量↓，肺血流量↓，V/Q 比值↑。

表 5-9　气体交换的影响因素

影响因素	气体交换速率	影响因素	气体交换速率
气体分压差(ΔP)↑	↑(正变关系)	呼吸膜扩散面积(A)↑	↑(正变关系)
气体温度(T)↑	↑(正变关系)	肺扩散容量(D_L)↑	↑(正变关系)
气体溶解度(s)↑	↑(正变关系)	呼吸膜厚度(扩散距离 d)↑	↓(反变关系)
气体分子量(MW)↑	↓(反变关系)	肺通气量(V)↑	↑(正变关系)
通气/血流比值>0.84	↓(部分肺泡毛细血管灌流不足,引起生理无效腔增加)		
通气/血流比值<0.84	↓(部分肺毛细血管灌流未通气肺泡,功能性 A-V 短路增加)		

四、气体运输

(一)氧气的运输

1.物理溶解(约占 1.5%)。

$$物理溶解 \xrightleftharpoons{动态平衡} 化学结合$$

2.化学结合(约占 98.5%)。

$$Hb(血红蛋白)+O_2 \xrightleftharpoons[PO_2↓(组织)]{PO_2↑(肺)} HbO_2(氧合血红蛋白)$$

(1)Hb 分子结构:1 个珠蛋白和 4 个血红素,每个血红素由 4 个吡咯基组成一个环,中心为一个 Fe^{2+}。

(2)Hb 和 O_2 结合特征。

1)反应快速、可逆、不需酶催化、受 PO_2 影响。

2)$Fe^{2+}+O_2$ 结合为氧合而非氧化。

3)1 分子 Hb 最多结合 4 分子 O_2。

4)氧与 Hb 结合或解离能影响 Hb 对氧的亲和力。

(3)名词。

Hb 氧容量:100mL 血中,Hb 结合最大 O_2 量称为 Hb 氧容量。

Hb 氧含量:100mL 血中,Hb 实际结合 O_2 量称为 Hb 氧含量。

Hb 氧饱和度=(氧含量÷氧容量)×100%。

(4)氧离曲线。

1)定义:表示血液 PO_2 与 Hb 氧饱和度关系的曲线,反映在不同 PO_2 时氧与 Hb 结合或解离的情况,曲线呈"S"形。

2)曲线分三段(见表 5-10)。

3)名词。

P_{50}:Hb 饱和度为 50% 的 PO_2,表示 Hb 与 O_2 的亲和力。正常值为 3.53kPa(26.5mmHg)。

O_2 利用系数=(动脉血释放 O_2 容积÷动脉血 O_2 含量)×100%

表 5-10 氧离曲线的分段、特点与生理意义

分段	特点	生理意义
上段 $PO_2 = 8 \sim 13.33kPa$ $(60 \sim 100mmHg)$	平坦	代表 Hb 与 O_2 结合的部分。血液 PO_2 变化,对血氧饱和度影响不大
中段 $PO_2 = 5.33 \sim 8kPa$ $(40 \sim 60mmHg)$	较陡	代表 HbO_2 释放 O_2 的部分。PO_2 降低促进氧的解离,血氧饱和度下降显著。维持正常时组织的氧供
下段 $PO_2 = 2 \sim 5.33kPa$ $(15 \sim 40mmHg)$	最陡	代表 HbO_2 与 O_2 解离的部分。细胞代谢加强时,PO_2 轻微下降引起大量 O_2 释放。血液在组织释放氧储备

4)影响因素(见表 5-11)。

表 5-11 氧离曲线的影响因素

曲线	向右移动(P_{50}↑)	向左移动(P_{50}↓)
理解	有利于 O_2 释放,Hb 与 O_2 结合力降低;Hb 为紧密型(T 型)	不利于 O_2 释放,Hb 与 O_2 结合力增强Hb 为疏松型(R 型)
影响因素	PCO_2↑ H^+↑(pH↓)波尔效应↑ 温度↑(运动) 2,3-二磷酸甘油酸(2,3-DPG)↑ 贫血、缺氧	PCO_2↓ H^+↓(pH↑)波尔效应↓ 温度↓(麻醉) 2,3-二磷酸甘油酸(2,3-DPG)↓ CO 中毒

波尔效应:血液酸度和 PCO_2 对 Hb 与氧亲和力的影响作用称为波尔效应。

酸度↑→H^+ 结合 Hb→盐键形成→Hb 分子转变 T 型→Hb 与 O_2 结合力↓→促进 O_2 释放;

酸度↓→盐键断裂→Hb 释放 H^+→Hb 分子转变 R 型→Hb 与 O_2 结合力↑→促进 O_2 结合。

(二)CO_2 的运输

1.物理溶解:占 5%。

2.化学结合:占 95%。

(1)碳酸氢盐方式(占 88%)。

1)关系式(见图 5-3)。

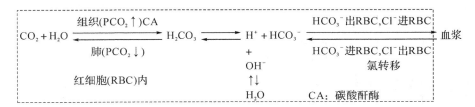

图 5-3 二氧化碳的碳酸氢盐的运输

2)调节酸碱平衡作用:

①酸↑(H^+↑),反应向方程左侧,肺呼出 CO_2↑。当通气障碍时,易产生呼吸性酸中毒;

②碱↑(OH^-↑),反应向方程右侧,肺呼出 CO_2↓。当通气过度时,易产生呼吸性碱中毒。

3)Cl^- 转移:

①定义:红细胞膜 $Cl^- - HCO_3^-$ 交换体转运 Cl^- 进出红细胞的过程称为 Cl^- 转移。

②方向:在组织(高 CO_2 低 O_2),反应向右,有利 CO_2 运走,Cl^- 入红细胞(red blood cell,RBC),HCO_3^- 出 RBC;

在肺(高 O_2,低 CO_2),反应向左,有利于 CO_2 呼出,Cl^- 出 RBC,HCO_3^- 入 RBC。

(2)氨基甲酸血红蛋白(占 7%)。

$$HbNH_2O_2 + H^+ + CO_2 \underset{\text{肺部}}{\overset{\text{组织}}{\rightleftharpoons}} HHbNHCOOH + O_2$$

(3)CO_2 解离曲线:血 CO_2 含量与 PCO_2 关系曲线。

(4)何尔登效应:O_2 与 Hb 结合促进 CO_2 释放,而去氧 Hb 容易结合 CO_2 的现象。

小结:氧和二氧化碳的化学结合运输,如图 5-4 所示。

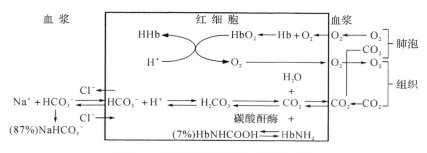

图 5-4　氧和二氧化碳的化学结合运输

五、呼吸运动的调节

(一)呼吸中枢

呼吸中枢的部位见表 5-12。

1.断头实验(1923 年 Lumsden)。

表 5-12　呼吸中枢的部位

中枢横断部位	迷走神经		表　现	结　论	修正意见
	完整	切断			
中脑与脑桥上部	正常呼吸	深慢呼吸	正常呼吸节律	呼吸节律与中脑以上中枢无关	肯　定
脑桥上部与中下部	深慢呼吸	长吸呼吸	长吸式呼吸	脑桥上部有抑制吸气中枢	呼吸调整中枢(PBKF 核群)作用:限制吸气,使吸气转为呼气
脑桥中下部与延髓	喘息呼吸	喘息呼吸	喘息式呼吸	脑桥中下部有长吸中枢	否　定
延髓与脊髓	呼吸消失	呼吸消失	呼吸节律消失	延髓是呼吸节律的基本中枢	在孤束核、疑核、后疑核等有:IN、EN、IEN、EIN

2.结论：

(1)脊髓：呼吸反射的初级中枢，脊髓前角运动神经元支配呼吸肌。

(2)低位脑干(脑桥、延髓)是自主节律呼吸系统。

脑桥上部 PBKF 核群是呼吸调节中枢，其作用为限制吸气，使吸气转向呼气。

延髓是呼吸节律基本中枢，吸气神经元位于背侧孤束核，呼气神经元位于腹侧(疑核、后疑核、面神经核)。

(3)高位脑干(脑桥以上部位)是随意呼吸调节系统。

(二)呼吸节律形成

1.呼吸节律起源的关键部位是延髓头端腹外侧区。

2.呼吸节律形成机制。

(1)起步细胞学说。

(2)神经元网络学说：以吸气切断机制(见图 5-5)为代表。

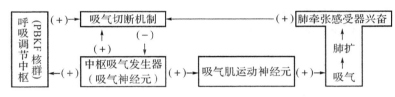

图 5-5 吸气切断机制

(三)呼吸反射调节

1.化学感受性反射。

(1)化学感受器(见表 5-13)。

表 5-13 化学感受器的部位、敏感刺激和机制

化学感受器	外周化学感受器	中枢化学感受器
存在部位	颈动脉体(主要调节呼吸)；主动脉体(主要调节循环)	延髓腹侧浅表部
化学刺激敏感性	缺氧(PO_2↓)	PCO_2↑、$[H^+]$
有效生理刺激	氧分压↓(PO_2↓)	脑脊液 H^+ 浓度
机 制	血 PO_2↓→颈动脉体Ⅰ型细胞→K^+通道关闭→细胞去极化→电压依赖 Ca^{2+} 通道开放→细胞内 Ca^{2+}↑→囊泡递质释放→多巴胺、ACh、ATP→传入神经兴奋	胆碱能机制

(2)CO_2、H^+、O_2 对呼吸的影响(见表 5-14)。

表 5-14 CO_2、H^+、O_2 对呼吸的影响

变动因素	调节效应(呼吸反应)	作用途径或机制	
		外周化学感受器	中枢化学感受器
PCO_2↑	呼吸加深加快肺通气量↑	++ 次要兴奋作用，快速通气增强反应 敏感性弱[1.33kPa(10mmHg)以上]	+++ 主要兴奋作用，慢速通气增强 敏感性强[0.27kPa(2mmHg)以上]

续表

变动因素	调节效应（呼吸反应）	作用途径或机制	
		外周化学感受器	中枢化学感受器
$[H^+]\uparrow$（pH↓）	呼吸加深加快肺通气量↑	++主要兴奋作用,敏感性弱	+次要兴奋作用,H^+不易通过血脑屏障
$PO_2\downarrow$（缺氧）	呼吸加深加快肺通气量↑	++兴奋作用,耐受性强	—直接抑制作用

(3)$PCO_2\uparrow$、$PO_2\downarrow$、$[H^+]\uparrow$对通气效应的强弱顺序：$PCO_2\uparrow$＞pH↓＞$PO_2\downarrow$。

2.肺牵张反射：

(1)定义：肺扩张或萎陷引起吸气抑制或吸气兴奋的反射称为肺牵张反射或黑—伯反射。

(2)类型：肺扩张反射和肺萎陷反射。

(3)肺扩张反射：肺扩张时抑制吸气活动的反射。

反射弧：吸气→肺扩张→牵张感受器→迷走神经传入→延髓中枢（吸气切断机制）→呼气。

引起人肺扩张反射的条件：潮气量＞800mL。

(4)肺扩张反射与肺萎陷反射的区别（见表5-15）。

表 5-15　肺扩张反射与肺萎陷反射的区别

比较项	肺扩张反射	肺萎陷反射
感受器	支气管、细支气管牵张感受器	细支气管,肺泡感受器
感受的刺激	肺扩张	肺缩小
传入神经	迷走神经	迷走神经
中枢机制	兴奋吸气切断神经元	兴奋吸气神经元
结果	促使吸气转为呼气	促使呼气转为吸气
生理意义	阻止吸气过度；加速吸气和呼气交替；调节呼吸频率及深度	感受器阈值高,平时无作用（病理时,起一定的作用）

3.呼吸肌本体感受性反射。

4.防御性反射：咳嗽反射和喷嚏反射。

5.J-感受器引起的呼吸反射。

【概念】

1.呼吸(respiration)；

2.肺通气(pulmonary ventilation)；

3.肺内压(intrapulmonary pressure)；

4.人工呼吸(artificial respiration)；

5.胸膜腔内压(intrapleural pressure)；

6.肺顺应性(pulmonary compliance);

7.比顺应性(specific compliance);

8.肺泡表面活性物质(pulmonary surfactant);

9.潮气量(tidal volume);

10.机能余气量(functional residual capacity);

11.肺活量(vital capacity);

12.时间肺活量(timed vital capacity);

13.肺通气量(pulmonary ventilation);

14.解剖无效腔(anatomical dead space);

15.生理无效腔(physiological dead space);

16.肺泡通气量(alveolar ventilation);

17.肺换气(gas exchange of lung);

18.通气/血流比值(ventilation/perfusion ratio);

19.血红蛋白(hemoglobin);

20.血氧容量(oxygen capacity);

21.血氧含量(oxygen content);

22.血氧饱和度(oxygen saturation);

23.氧离曲线(oxygen dissociation curve);

24.P_{50};

25.波尔效应(Bohr effect);

26.氯转移(chloride shift);

27.何尔登效应(Haldane effect);

28.呼吸中枢(respiratory center);

29.外周化学感受器(peripheral chemoreceptor);

30.中枢化学感受器(central chemoreceptor);

31.肺牵张反射(pulmonary inflation reflex)。

【思考题】

1.肺通气的动力有哪些？它们分别发挥什么生理作用？

2.何谓胸内负压？在平静呼吸中有何变化？简述胸内负压的形成原理及其生理意义。

3.肺通气阻力的组成有哪些？各组分的含义和来源如何？

4.什么是肺表面活性物质？其来源、化学本质及其生理意义是什么？

5.临床上常见支气管哮喘患者呼气比吸气更困难的生理机制是什么？

6.评价肺通气的指标有哪些？其中哪项指标更理想？为什么？

7.什么是肺换气？肺换气的影响因素有哪些？简述各因素对气体交换速率的影响效果。

8.简述肺换气和组织换气的过程。

9.何谓通气/血流比值？其正常值是多少？当 V/Q 比值增加或减少时,机体发生何种变化？

10. 简述血红蛋白的分子结构。血红蛋白与氧气结合的特征有哪些？

11. 简述 O_2 和 CO_2 在血液中的运输形式与过程。

12. 何谓氧离曲线？其影响因素有哪些？列举引起氧离曲线右移的 5 项实例。

13. 什么是氯离子转移？其在体内调节酸碱平衡的作用是什么？在肺组织与肺外组织细胞的不同部位的氯离子转移方向如何？

14. 呼吸中枢分布在中枢神经系统哪些部位？各发挥什么作用？

15. 简述调节呼吸节律的吸气切断机制。

16. 什么是肺牵张反射？试比较肺扩张反射与肺缩小反射的区别。

17. 什么是化学感受器？简述机体内的化学感受器的分类、所在部位、有效的生理刺激（对哪些化学刺激敏感）和感受机制。

18. 当血中 PCO_2↑、PO_2↓、$[H^+]$↑时，对呼吸有何影响？其作用途径是什么？

19. 切断双侧颈迷走神经对呼吸活动有何影响？为什么？

20. 如何用实验方法证明动脉血中 PCO_2 升高主要通过中枢化学感受器影响呼吸运动？

【本章总括】

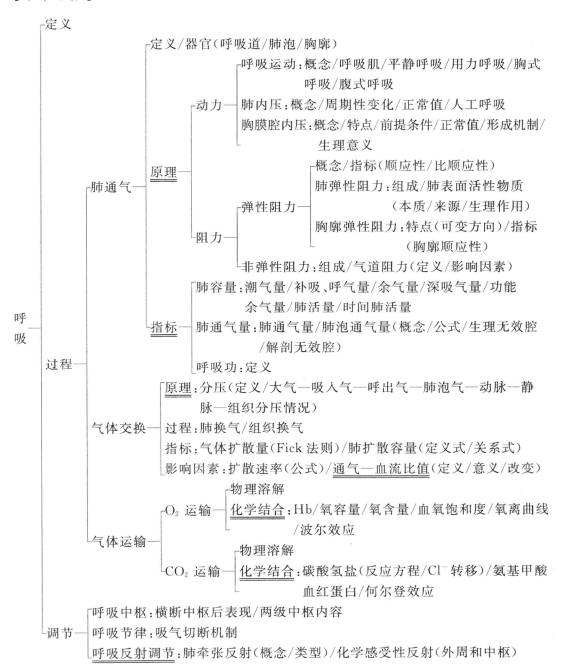

第六章

消化生理

【大纲要求】

1. 掌握胃液、胰液、胆汁及胃肠激素的分泌、功能及其调节。
2. 熟悉唾液、小肠液的分泌、功能及其调节。
3. 熟悉消化道平滑肌的生理特性、胃肠道运动的形式及其生理意义。
4. 熟悉小肠对铁、钙和维生素等物质的吸收。
5. 了解肝脏和大肠的消化功能。

【纲要内容】

一、消化器官

（一）组成

消化道：口腔→咽→食管→胃→小肠→大肠→直肠→肛门。

消化腺：唾液腺、胃腺、肝脏、胰腺、小肠腺、大肠腺。

（二）生理功能

1. 消化与吸收（见表 6-1）。

表 6-1　消化与吸收

	消　化	吸　收
定义	食物在消化道分解成为小分子的过程	消化后的小分子进入血液循环的过程
方式	机械消化：依靠消化道运动分解食物成为小分子； 化学消化：依靠消化酶分解食物成为小分子	主动吸收：离子泵； 被动吸收：过滤、扩散、渗透、易化

2. 消化腺分泌功能。

消化液的分泌量和成分见表 6-2。

表 6-2　消化液的分泌量和成分

消化液	分泌量（L/d）	pH	主要成分
唾液	1.0～1.5	6.6～7.1	淀粉酶、黏液
胃液	1.5～2.5	0.9～1.5	盐酸、胃蛋白酶原、黏液、内因子
胰液	1.0～2.0	7.8～8.4	HCO_3^-、胰淀粉酶、胰脂肪酶、胰蛋白酶原、糜蛋白酶原
胆汁	0.8～1.0	6.8～7.4	胆盐、胆固醇、胆色素
小肠液	1.0～3.0	7.6～8.0	黏液、肠激酶
大肠液	0.6～0.8	8.3～8.4	黏液、HCO_3^-

3. 消化液的生理作用。

（1）稀释食物与血浆等渗，利于吸收。

（2）提供最适 pH，提高消化酶活性。

（3）分解食物，利于吸收。

（4）保护消化道，防止理化损伤。

4. 内分泌功能——胃肠激素。

（1）定义：胃肠道内分泌细胞分泌的激素称为胃肠激素。包括促胃液素、促胰液素、缩胆囊素、抑胃肽等。消化道是体内最大、最复杂的内分泌器官。

（2）主要胃肠激素的主要生理作用及促释放物（见表 6-3）。

表 6-3　主要胃肠激素的主要生理作用及促释放物

激素名称	分泌细胞	分布	促释放物	主要生理作用
促胃液素（胃泌素）	G 细胞	胃窦、十二指肠	①蛋白产物；②迷走 N 兴奋；③扩张胃	①促胃酸、胰液、胆汁、小肠液分泌；②增强胆囊、胃窦运动；③促进胃黏膜生长，胰岛素释放
缩胆囊素	I 细胞	十二指肠、空肠	①蛋白产物；②脂肪酸	①促胆囊收缩、胆汁排放；②促胰酶分泌，胰外组织生长；③加强胃肠运动
促胰液素	S 细胞	十二指肠、空肠	①盐酸；②脂肪酸	①促胰液和胆汁的水，$HCO_3^- \uparrow$；②抑制胃运动和胃酸分泌

（3）胃肠内分泌细胞特点。

形态学：基底颗粒细胞（闭合型）和锥型细胞（开放型）。

生化学：具有摄取胺前体，脱羧生成肽或活性胺的能力，称为 APUD 细胞。

（4）胃肠激素作用方式：①远距分泌；②旁分泌；③神经分泌。

（5）生理作用。

1）调节消化道运动和消化腺分泌（见表 6-4）。

表 6-4　主要胃肠激素对消化道运动和消化腺分泌的调节作用

	胃酸	胰 HCO_3^-	胰酶	肝胆汁	小肠液	食管—胃括约肌	胃运动	小肠运动	缩胆囊素
促胃液素	++	+	++	+	+	+	+	+	+
促胰液素	−	++	+	+	+	−	−	−	+
缩胆囊素	+	+	++	+	+	−	+	+	++

2)调节其他激素分泌:例如抑胃肽促进胰岛素的释放。

3)营养作用:胃肠激素促进消化道组织的代谢和生长作用。

4)脑—肠肽:中枢神经系统和消化道共有的肽类激素称为脑—肠肽。如促胃液素、缩胆囊素、生长抑素、神经降压素等。

(三)消化道生理特性

1.消化道平滑肌的一般特性:①兴奋性较低,收缩缓慢;②具有自律性;③具有紧张性;④具有伸展性;⑤对电刺激不敏感,对牵张、温度、化学刺激敏感。

2.消化道平滑肌的电生理特性。

(1)静息电位(RP)。

1)数值:较小,且不稳定,约$-50 \sim -60 \text{mV}$。

2)机制:K^+外流+生电钠泵。

3)影响因素:

E、NE→钠泵↑→静息电位幅值↑→超极化→兴奋性↓→肌张力↓;

ACh→钠泵↓→静息电位幅值↓→去极化→兴奋性↑→肌张力↑。

(2)基本电节律。

1)定义:消化道平滑肌细胞在静息电位基础上,自发地产生周期性的轻度去极化和复极化,频率较慢,故也称慢波。

2)机制:与 Cajal 间质细胞的钠泵周期性变化有关。

3)意义:基本电节律是平滑肌的起步电位,控制平滑肌收缩节律和速度。

(3)动作电位:去极相(Ca^{2+}内流+少量 Na^+ 内流);复极相(K^+外流)。

(4)关系:静息电位→基本电节律(慢波)→动作电位→收缩。

(四)胃肠道神经支配

胃肠道的神经支配及作用见表 6-5。

表 6-5　胃肠道的神经支配及作用

胃肠道神经支配		对胃肠作用
外来神经	交感神经	抑制胃肠运动和分泌
	副交感神经	兴奋胃肠运动和分泌; 肽能神经:舒张平滑肌,加强小肠运动和胰腺分泌
内在神经 (壁内神经丛)	肌间神经丛	控制消化道运动
	黏膜下神经丛	参与腺体分泌、吸收、控制局部血流

肽能神经是胃肠道壁内神经丛副交感节后纤维释放 ATP 或肽能(血管活性肠肽、P 物质)的神经纤维。

二、口腔内消化

(一)唾液

1.唾液性质:无色、无味、中性。

2.唾液成分。

(1)无机物:Na^+、K^+、Cl^-、Ca^{2+}、HCO_3^- 等。

(2)有机物:黏蛋白、淀粉酶、溶菌酶等。

3.唾液生理作用:①湿润和溶解食物;②清洁保护口腔;③分解淀粉成麦芽糖;④抗菌。

4.唾液分泌调节。

(1)非条件反射(见图6-1)。

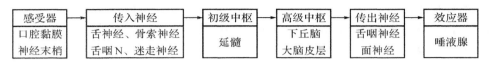

图 6-1 唾液分泌的非条件反射弧

传出神经对唾液腺的作用机制:

1)副交感神经→ACh+唾液腺 M 受体→IP_3↑→Ca^{2+}↑→稀薄唾液↑(水多、酶—黏液少)。

2)交感神经→去甲肾上腺素 NA+唾液腺 β 受体→cAMP↑→黏稠唾液↑(酶—黏液多、水少)。

(2)条件反射:望梅止渴、杯弓蛇影。

(二)咀嚼与吞咽

1.咀嚼:属于反射性活动。

2.吞咽。

(1)分三期:①口腔期(口腔→咽);②咽期(咽→食管);③食管期(食管→胃)。

(2)反射弧:感受器→传入神经(Ⅴ、Ⅸ、Ⅹ)→延髓中枢→传出神经(Ⅴ、Ⅸ、Ⅻ)→效应器。

三、胃内消化

(一)胃液

1.胃液性质:无色,酸性,pH=0.9～1.5,成人正常分泌量为 1.5～2.5L/d。

2.胃液成分:HCl、胃蛋白酶原、黏液、内因子、无机盐(NaCl、KCl)、HCO_3^-、水等。胃液中主要成分的分泌细胞、生理作用等见表6-6。

表 6-6 胃液主要成分的分泌细胞、生理作用

胃液成分	分泌细胞	生理作用	其 他

胃酸(HCl)	壁细胞	①激活胃蛋白酶原;
		②使食物蛋白变性;
		③杀菌;
		④促进铁钙吸收;
		⑤促进胰液、胆汁、小肠液分泌;
		⑥胃溃疡病因之一
			HCl 分泌机制
			①顶端膜:
			  质子泵(H^+-K^+ ATP 酶)+Cl^- 通道+K^+ 通道;
			②基底膜:
			  Cl^--HCO_3^- 交换+钠泵+K^+ 通道;
			③质子泵抑制剂:奥美拉唑(omeprazole)

胃蛋白酶原	主细胞	水解蛋白质,主要作用于含苯丙氨酸或酪氨酸的肽键	胃蛋白酶激活属正反馈,激活胃蛋白酶原的最适 pH=2～3。胃蛋白酶的失活 pH>5
黏液蛋白	黏液细胞	润滑、保护、抗酸和抗碱作用	黏液—碳酸氢盐屏障
内因子	壁细胞	促进维生素 B_{12} 吸收。	缺乏内因子,产生巨幼红细胞贫血

胃黏液—碳酸氢盐屏障:黏液中糖蛋白和 HCO_3^- 在胃黏膜表面形成的保护层,防止胃酸和胃蛋白酶对胃黏膜的侵蚀作用。

胃黏膜屏障:胃黏膜上皮细胞的顶端膜和相邻细胞侧膜之间存在紧密连接,来防止 H^+ 向黏膜上皮细胞内扩散。

胃壁细胞保护作用:即胃和十二指肠黏膜能合成和释放某些具有阻止或减轻各种有害刺激对细胞损伤和致坏死的物质,如 PGE_2、PGI_2、EGF、生长抑素、胰多肽等。

3. 胃液分泌调节。

(1)内源性物质对胃液的调节(见表 6-7)。

表 6-7　调节胃液分泌的内源性物质及作用途径

内源物质	作用途径
ACh	迷走神经→ACh+壁细胞 M_3 受体→IP_3↑→Ca^{2+}↑→蛋白激酶→H^+-K^+ ATP 酶,Cl^- 通道→HCl↑; 迷走神经→ACh+肠嗜铬样细胞(ECL)M_3 受体; 迷走神经→铃蟾素(GRP)+G 细胞 GRP 受体
促胃液素	G 细胞→促胃液素+壁细胞 CCK_B 受体→Gq-PLC-IP_3-Ca^{2+} 和 DG-PKC→H^+-K^+ ATP 酶,Cl^- 通道→HCl↑
组胺	ECL 细胞→组胺+壁细胞胃 H_2 受体→腺苷酸环化酶→cAMP↑→蛋白激酶→H^+-K^+ ATP 酶,Cl^- 通道→HCl↑

阻断剂与抑制剂(见表 6-8)。

表 6-8　主要内源性物质受体的阻断剂与抑制剂

项目	受体阻断剂(拮抗剂)	项目	抑制剂
M 受体	阿托品(atropine)	腺苷酸环化酶	PGE_2
H_2 受体	甲氰咪胍(西咪替丁 cimetidine)	ECL 合成组胺	组胺酸脱羧酶
促胃液素受体	丙谷胺(proglumide)		

(2)消化期胃液分泌调节(见表 6-9)。

表 6-9　胃液调节的分期、途径和特点

	定义	调节途径	特点
头期	食物刺激头部感受器引起胃液分泌期	头部感受器→传入神经→中枢神经→传出神经(迷走神经) ①迷走神经→ACh→胃腺壁细胞→胃液↑(为主); ②迷走神经→GRP→G 细胞→促胃液素↑→胃液↑; ③迷走神经→ACh→ECL 细胞→组胺↑→胃液↑	①量占 30%; ②酸度很高; ③消化力很高
胃期	食物入胃引起胃液分泌期	①食物刺激胃感受器→迷走—迷走反射和壁内神经丛反射 　→促胃液素↑→壁细胞→胃液↑; ②食物刺激壁内神经丛或多肽食物→G 细胞→促胃液素↑ 　→壁细胞→胃液↑; ③蛋白消化物→G 细胞→促胃液素↑→壁细胞→胃液↑	①量占 60%; ②酸度高; ③消化力高
肠期	食糜入肠引起胃液分泌期	①食糜→十二指肠黏膜→促胃液素↑、肠泌酸素↑→胃酸↑; ②在小肠氨基酸吸收入血→胃腺→胃酸↑	①量较低; ②酸度较低; ③消化力较低

（3）胃液分泌的抑制性调节（见表6-10）。

表6-10 胃液分泌的抑制因素及作用机理

抑制因素	作用机理
盐酸	当胃窦 pH≤2 时，盐酸→促胃液素↓，生长素↑，促胰液素↑，球抑胃素→胃液↓（负反馈）
脂肪	肠抑胃素：由小肠黏膜提取的抑制胃液分泌和胃运动的综合性激素
高张溶液	高张溶液→渗透压感受器→肠—胃反射→胃液↓
前列腺素	前列腺素抑制组胺和促胃液素

（二）胃运动

1.紧张性收缩。

2.胃容受性舒张。

（1）定义：进食可通过迷走神经反射引起胃的舒张称为胃容受性舒张。

（2）途径：食物→咽、食管感受器→迷走—迷走反射→传出神经→血管活性肠肽 VIP 或 NO→胃舒张。

（3）生理意义：暂时贮存食物。

3.胃蠕动。

（1）起步点：胃中部。

（2）生理意义：搅拌、粉碎食物，使食物与消化液混合，有利于消化。

（3）影响因素：迷走神经、促胃液素、胃动素→基本电节律（慢波）↑→胃蠕动↑；
交感神经、促胰液素、抑胃肽→基本电节律（慢波）↓→胃蠕动↓。

4.胃排空。

（1）定义：食物由胃排入十二指肠的过程称为胃排空。

（2）各类物质的排空速度：混合食物完全排空时间 4～6h。

1）糖＞蛋白质＞脂肪；

2）稀食物＞稠食物＞固体食物。

（3）影响因素。

1）促进胃排空的因素：①胃内容物；②促胃液素。

2）抑制胃排空的因素（十二指肠内因素）：①肠—胃反射；②肠抑胃素。

5.消化间期移行性复合运动（MMC）。

（1）定义：空腹时，胃出现间歇性强力收缩，并伴较长时间静息期的周期性运动。

（2）特点：始于胃体上部，周期约为 90～120min，分四个时相（见表6-11）。

表6-11 MMC 各时相的特点及持续时间

时相	I	II	III	IV
特点	无锋电位,无收缩	不规则锋电位,不规则收缩	规则锋电位,规则收缩	过渡期
时间	45～60min	30～45min	5～10min	5min

（3）生理意义："清道夫"的作用。将胃肠内容物清扫干净，为下一次进食作准备。

6.呕吐:具有保护意义的一系列复杂的反射活动(见图 6-2)。

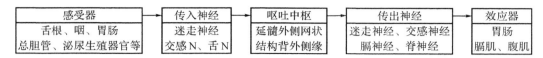

图 6-2　呕吐相关的反射弧

四、小肠内消化

(一)胰液

1.胰液性质:无色、无嗅、碱性(pH 为 7.8～8.4)。

2.胰液的分泌细胞、成分及作用(见表 6-12)。

表 6-12　胰液的分泌细胞、成分及作用

分泌细胞	胰液成分	作用	备注
小导管细胞	HCO_3^-	中和胃酸、保护肠黏膜;提供最适 pH	最适 pH＝7～8
腺泡细胞	胰淀粉酶	水解淀粉	最适 pH＝6.7～7.0
腺泡细胞	胰脂肪酶	分解脂肪	最适 pH＝7.5～8.5
腺泡细胞	胰蛋白酶、糜蛋白酶	分解蛋白质	需肠激酶激活
腺泡细胞	羧基肽酶(原)	多肽→氨基酸	
腺泡细胞	DNA 酶、RNA 酶	DNA→单核苷酸、RNA→单核苷酸	
腺泡细胞	胆固醇酯酶	水解胆固醇	
腺泡细胞	磷脂酶 A_2	水解卵磷脂	

3.胰液分泌调节。

(1)胰液调节的分期、途径和特点(见表 6-13)。

表 6-13　胰液调节的分期、途径和特点

时期	调节途径	调节属性	分泌特点	分泌量
头期	头部感受器→传入 N→中枢→迷走 N→ACh→胰腺腺泡→胰液↑	神经调节	酶样分泌	20％
胃期	食物扩张胃感受器→迷走—迷走反射→胰液↑; 蛋白产物(氨基酸)→G 细胞→促胃液素↑→胰液↑	体液调节	酶样分泌	5％～10％
肠期	食糜 HCl→S 细胞→促胰液素↑→入血→胰腺小导管→胰液↑; 食糜蛋白产物→小肠 I 细胞→缩胆囊素↑→入血→胰液↑	体液调节 体液调节	水样分泌 酶样分泌	70％

注:酶样分泌(酶多、水和 HCO_3^- 少);水样分泌(水和 HCO_3^- 多,酶少)。

(2)比较神经和体液对胰液分泌的调节作用(见表 6-14)。

表 6-14 胰液分泌的神经及体液调节

比较项	神经性调节（迷走神经）	体液性调节	
		促胰液素	缩胆囊素（促胰酶素）
作用部位	胰腺腺泡细胞	胰腺小导管细胞	胆囊,胰腺腺泡细胞
分泌特点	水和 HCO_3^- 少,酶多	水和 HCO_3^- 多,酶少（水样分泌）	水和 HCO_3^- 少,酶多（酶样分泌）
促分泌物		HCl＞蛋白产物＞脂酸钠	蛋白产物＞脂酸钠＞HCl＞脂肪
作用机制	ACh＋M 受体→IP_3	cAMP	IP_3
分泌细胞		S 细胞	I 细胞

（二）胆汁

肝细胞分泌胆汁,在非消化期胆汁主要贮存在胆囊内,故胆汁分为肝胆汁和胆囊胆汁。胆汁的性质、成分、生理作用及分泌调节见表 6-15。

表 6-15 胆汁的性质、成分、生理作用及分泌调节

性质	有色、苦味;肝胆汁（金黄色、弱碱性 pH＝7.4）;胆囊胆汁（深棕色、弱酸性 pH＝6.8）
成分	无机物:水、钠、钙、钾等;有机物:胆盐、胆色素、胆固醇、卵磷脂等,无消化酶
生理作用	胆固醇、卵磷脂、胆盐组成微胶粒,乳化并水化脂肪,促进脂肪消化; 微胶粒运输脂肪酸和甘油一酯等脂肪消化产物,促进其吸收; 促进脂溶性维生素（A、D、E、K）的吸收; 中和胃酸; 胆盐促进胆汁分泌（胆汁的利胆作用）
分泌调节	促胆汁分泌物顺序:高蛋白食物＞高脂肪或混合食物＞糖类食物; 神经因素:迷走神经→ACh→肝、胆→胆汁↑; 体液因素: 促胃液素→HCl↑→入肠→促胰液素↑→肝细胞→肝胆汁↑; 促胰液素→胆汁总量↑、HCO_3^-↑; 缩胆囊素→胆囊胆汁↑; 胆盐肠—肝循环:胆盐→小肠→95％吸收入血→门静脉→肝脏→肝胆汁↑

（三）小肠液

1.性质:弱碱性(pH 为 7.6),渗透压与血浆相等,分泌量 1～3L/d。

2.成分:肠激酶、黏蛋白。

3.调节。

(1)神经性调节:壁内神经丛→肠腺→胞内 Ca^{2+}↑、cAMP↑→肠液↑;

(2)体液调节:促胃液素、促胰液素、缩胆囊素、VIP→胞内 Ca^{2+}↑、cAMP↑→肠液↑。

（四）小肠运动

1.形式和生理作用（见表 6-16）。

表 6-16　小肠运动形式及生理作用

小肠运动形式	生理作用
分节运动	食糜与消化液混合,促进肠血液、淋巴回流,有利于消化和吸收
蠕动	将食糜向下一段推送
移行性复合运动	清除肠内容物;阻止结肠内细菌迁移到终末回肠

2.调节。

(1)内在神经丛有两种神经元:

1)抑制性运动神经元含血管活性肠肽、腺苷酸环化酶、一氧化氮合成酶;

2)兴奋性运动神经元含 ACh、P 物质等。

(2)神经性调节:交感神经抑制小肠运动,副交感神经促进小肠运动。

(3)体液性调节。

1)抑制小肠运动的物质:ACh、5-HT、促胃液素、胆囊收缩素(cholecystokinin,CCK)、P 物质、脑—肠肽。

2)促进小肠运动的物质:促胰液素、胰高血糖素、肾上腺素。

五、大肠的功能

1.大肠的生理作用。

(1)吸收水盐,参与水盐平衡调节。

(2)吸收维生素 B 和维生素 K。

(3)形成和贮存粪便。

2.大肠液的作用:保护肠黏膜,润滑粪便。

3.大肠运动形式。

(1)袋状往返运动。

(2)分节推进和多袋推进运动。

(3)蠕动和集团蠕动。

4.排便反射(见图 6-3)。

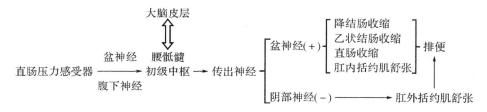

图 6-3　排便反射

六、肝脏的消化功能和其他生理作用

(一)肝脏的功能特点

1.肝脏的血液供应。

(1)极为丰富,占人体血液总量的 14%;成人肝脏每分钟血流量为 1500～2000mL。

（2）门静脉和肝动脉（1/4）双重来源。

2.肝脏的代谢特点。

（1）各种代谢活动十分活跃，包括三大营养物质的代谢、维生素及激素的代谢等。

（2）肝细胞内存在体内几乎所有的酶类（占肝内总蛋白量的 2/3）。

（二）肝脏主要的生理功能

1.分泌胆汁。

2.物质代谢功能。

（1）糖代谢：单糖经小肠吸收后在肝内转变为肝糖原被储存。肝糖原调节血糖浓度并维持血糖稳定。

（2）蛋白质代谢：氨基酸经小肠吸收后在肝内进行蛋白质合成、脱氨、转氨等作用，合成蛋白质供全身组织之需。肝脏是合成血浆蛋白的主要场所。肝脏将代谢产生的氨合成尿素，经肾脏排出体外。

（3）脂肪代谢：肝脏是脂肪运输的枢纽。

（4）维生素和激素的代谢。

3.解毒功能：血液中有害物质及微生物抗原物质，可通过化学作用、分泌、蓄积及吞噬作用将其解毒或清除。

4.防御和免疫功能：肝脏是最大的网状内皮细胞吞噬系统。

5.其他：调节循环血量、多种凝血因子合成的主要场所、机体热量的产生、水电解质的平衡等。

七、吸收

1.消化道各部位的吸收物质（见表 6-17）。

表 6-17　消化道各部位的吸收物质

部位	吸收物	部位	吸收物
口腔	无吸收	十二指肠、空肠	脂肪、糖、蛋白质、钙、铁、镁
食管	无吸收	回肠	主动吸收胆盐、维生素 B_{12}
胃	酒精、水	大肠	水、无机盐

2.小肠吸收的有利条件（小肠是吸收的最重要器官）。

（1）面积大（200m²）。

（2）停留时间长（3～8h）。

（3）食物已消化成小分子。

3.小肠吸收途径。

（1）细胞旁途径。

（2）跨细胞途径。

4.各种物质的吸收。

消化道主要物质吸收的部位、机制及促吸收物见表 6-18。

表 6-18　消化道主要物质吸收的部位、机制及促吸收物

吸收物	部位	机制/过程	促吸收物/吸收速率
糖	十二指肠 空肠	继发性主动转运 $2Na^+$:葡萄糖的同向转运	单糖吸收速率： 半乳糖/葡萄糖＞果糖＞甘露糖＞戊糖
蛋白质	十二指肠 空肠	继发性主动转运 $2Na^+$:氨基酸的同向转运	吸收速率： 二肽、三肽＞中性氨基酸＞酸/碱性氨基酸
脂肪	小肠	被动转运为主； 以乳糜微粒方式吸收	中、短链脂肪酸经血液途径吸收； 长链脂肪酸经淋巴途径吸收
胆固醇	小肠上部	食物酯化胆固醇→胆固醇→微胶粒→ 胆固醇酯→运载蛋白→乳糜微粒→淋 巴→入血	促进胆固醇吸收：脂肪、脂肪酸； 抑制胆固醇吸收：植物固醇（豆固醇、β- 谷固醇)
水	小肠	以渗透方式被动吸收	
Na^+	小肠 结肠	Na^+-有机溶质同向转运； Na^+-Cl^-同向转运； Na^+-H^+与Na^+-K^+逆向交换； Na^+经水相通道被动扩散	
Cl^-、 HCO_3^-	小肠	Cl^-:NaCl同向转运；顺电位差吸收； HCO_3^-以CO_2方式吸收	
铁	十二指肠 空肠	食物Fe^{3+}在维生素C作用下变成 Fe^{2+}→经黏膜细胞顶端膜DMT1→ Fe^{2+}入细胞内→储存在Fe-BP内→经 黏膜细胞基底膜FP1→入血 血红素→入胞→血红素加氧酶→Fe^{2+} 入细胞内→储存在Fe-BP内→经黏膜 细胞基底膜FP1→入血	促吸收物：维生素C；HCl(胃大切后常 伴缺铁性贫血)； 代号： DMT1:二价金属转运体； FP1:铁转运蛋白； Fe-BP:铁蛋白； Apo-Tf:脱铁蛋白
钙吸收	小肠	钙盐→在HCl(pH3)→离子钙Ca^{2+}→ Ca^{2+}·钙结合蛋白→钙泵和Na^+- Ca^{2+}交换→主动吸收	促吸收物： 维生素1,25-$(OH)_2$-D_3； HCl； 脂肪
维生素	小肠上部 VB_{12}在回肠	维生素B_1、B_2、B_6、PP、C、生物素、叶酸 与Na^+同向转运； VB_{12}＋内因子→在回肠主动吸收； 维生素A、D、E、K$^+$脂类吸收	

【概念】

1. 消化(digestion)；

2. 吸收(absorption)；

3. 机械性消化(mechanical digestion)；

4. 化学性消化(chemical digestion)；

5. 胃肠激素(gut hormones)；

6. 脑—肠肽(brain-gut peptides)；

7. 基本电节律(basic electrical rhythm)；

8. APUD 细胞(amine precursor uptake decarboxylation cell);

9. 内因子(intrinsic factor);

10. 黏液—碳酸氢盐屏障(mucus bicarbonate barrier);

11. 胃黏膜屏障(gastric mucosal barrier);

12. 假饲(sham feeding);

13. 促胃液素(gastrin);

14. 胃容受性舒张(receptive relaxation);

15. 胃排空(gastric emptying);

16. 胆盐的肠—肝循环(enterohepatic circulation of bile salt);

17. 肠—胃反射(gastrocolic reflex);

18. 缩胆囊素(cholecystokinin);

19. 促胰液素(secretin)。

【思考题】

1. 何谓胃肠激素？其作用方式和生理作用如何(请各举一例)。

2. 消化道平滑肌有哪些生理特性(一般特性和电生理特性)？

3. 简述基本电节律的概念、产生机理和生理学意义,以及与动作电位和消化道平滑肌收缩的关系。

4. 试比较骨骼肌、心肌、平滑肌在电生理学上的区别。

5. 简述唾液腺分泌的神经调节途径或机制。

6. 试述胃液的组成成分、分泌细胞及各成分的生理作用。

7. 促进胃酸分泌的内源性物质有哪些？这些物质引起胃酸分泌的机制是什么？

8. 进餐后胃液分泌有何变化？为什么？(试述消化期胃液分泌的调节机制。)

9. 胃肠道内抑制胃液分泌的因素有哪些？其作用机制是什么？

10. 试述促胃液素的来源、有效刺激物、最小活性片段、生理作用及作用机制。

11. 何谓胃排空？影响胃排空的因素有哪些？

12. 为什么说胰液是所有消化液中最重要的一种？胰液分泌受哪些因素调节？各有何特点？

13. 胃内食糜进入十二指肠后,对胰液分泌有何影响？为什么？

14. 试述胆汁的性质、成分和生理作用,以及分泌和排出的调节。

15. 小肠和大肠有哪些运动形式？有何生理作用或意义？

16. 如何从排便反射的反射途径(反射弧)来理解便潴留和便失禁的损伤部位？

17. 糖、蛋白质和脂肪在小肠内是如何吸收的？

18. 简述下列消化液的主要成分及生理作用:①唾液;②胃液;③胰液;④胆汁。

【本章总括】

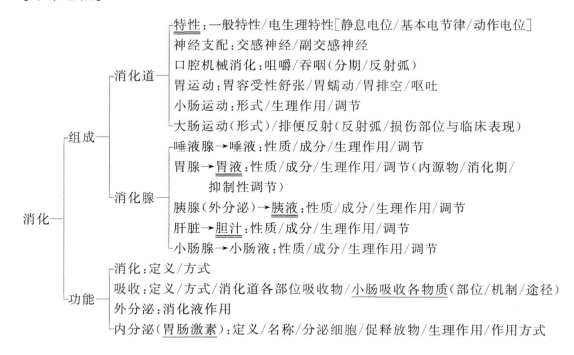

消化
- 组成
  - 消化道
    - 特性：一般特性/电生理特性［静息电位/基本电节律/动作电位］
    - 神经支配：交感神经/副交感神经
    - 口腔机械消化：咀嚼/吞咽（分期/反射弧）
    - 胃运动：胃容受性舒张/胃蠕动/胃排空/呕吐
    - 小肠运动：形式/生理作用/调节
    - 大肠运动（形式）/排便反射（反射弧/损伤部位与临床表现）
  - 消化腺
    - 唾液腺→唾液：性质/成分/生理作用/调节
    - 胃腺→胃液：性质/成分/生理作用/调节（内源物/消化期/抑制性调节）
    - 胰腺（外分泌）→胰液：性质/成分/生理作用/调节
    - 肝脏→胆汁：性质/成分/生理作用/调节
    - 小肠腺→小肠液：性质/成分/生理作用/调节
- 功能
  - 消化：定义/方式
  - 吸收：定义/方式/消化道各部位吸收物/小肠吸收各物质（部位/机制/途径）
  - 外分泌：消化液作用
  - 内分泌（胃肠激素）：定义/名称/分泌细胞/促释放物/生理作用/作用方式

第七章

能量代谢和体温

【大纲要求】

1. 掌握能量代谢的测定原理、影响能量代谢的主要因素、维持体温相对稳定的机制。
2. 熟悉基础代谢率、产热形式和调节反应、散热方式和汗腺活动及其调节。
3. 了解机体能量代谢的概况、机体体温的正常变异和测定方法。

【纲要内容】

一、能量代谢

（一）定义

生物体物质代谢，伴有能量的释放、转移、储存和利用的过程称为能量代谢。

（二）机体能量的来源与利用

糖、脂肪和蛋白质。

（三）衡量指标

单位时间内消耗的能量称为能量代谢率。

（四）测量原理（热力学第一定律）

总能量（$E_总$）＝产热量（$Q_热$）＋外功（$W_外$）

（五）测量方法

1. 直接测热法。

（1）原理：机体不对外做功 $W_外＝0$，则 $E_总＝Q_热$。

（2）仪器：呼吸热量计，直接测量 $Q_热$；应用：肥胖、内分泌障碍等辅助诊断。

2. 间接测热法。

（1）原理：化学反应的定比定律。检测一定时间的耗氧量和 CO_2 产生量，推算能耗，计算产热量。

糖：$C_6H_{12}O_6＋6O_2 \Longrightarrow 6CO_2＋6H_2O＋\Delta H$；

脂肪：$C_{57}H_{104}O_6＋80O_2 \Longrightarrow 57CO_2＋52H_2O＋\Delta H$

（2）涉及以下几个基本概念（见表7-1）。

表 7-1　热价、氧热价、呼吸商

指标	概念	单位	比较
热价	1g 食物氧化后释放的热量	kJ/g	脂肪(39.8)＞蛋白质(18)＞糖(17)
氧热价	物质氧化消化 1LO_2 所产生的热量	kJ/L	糖(21)＞脂肪(19.7)＞蛋白质(18.8)
呼吸商	RQ＝CO_2 产生量÷耗 O_2 量		糖(1)＞蛋白质(0.8)＞脂肪(0.71)
非蛋白呼吸商	糖和脂肪的 CO_2 产量和耗氧量的比值		

当肺通气过度、酸中毒、肌肉剧烈活动→CO_2 产生量↑，RQ↑；当肺通气不足、碱中毒→RQ↓。

(3)间接测热法计算产热量。

举例：耗氧量＝400L/24h，CO_2 产量＝340L/24h，尿氮排出量12g(见表 7-2)。

表 7-2　间接测热法计算步骤

	计算公式	举例
蛋白代谢	蛋白氧化量＝6.25×尿氮排出量(g) 蛋白产热量＝18kJ/g(生物热价)×蛋白氧化量 蛋白耗氧量＝0.95L/g×蛋白氧化量 蛋白 CO_2 产量＝0.76L/g×蛋白氧化量	蛋白氧化量＝6.25×12g＝75g 蛋白产热量＝18kJ/g×75g＝1350kJ 蛋白耗氧量＝0.95L/g×75g＝71.25L 蛋白 CO_2 产量＝0.76L/g×75g＝57L
非蛋白代谢	非蛋白耗氧量＝总耗氧量－蛋白耗氧量 非蛋白 CO_2 产量＝总 CO_2 产量－蛋白 CO_2 产量 非蛋白呼吸商＝非蛋白耗氧量÷非蛋白 CO_2 产量 由非蛋白呼吸商(NPRQ)查表 7-2，确定氧热价 非蛋白产热量＝非蛋白耗氧量×非蛋白氧热价	非蛋白耗氧量＝400L－71.25L＝328.75L 非蛋白 CO_2 产量＝340L－57L＝283L 非蛋白呼吸商＝283L÷328.75L＝0.86 查表 7-2，NPRQ＝0.86 时，氧热价＝20.4kJ/L 非蛋白产热量＝328.75L×20.4kJ/L＝6706.5kJ
	总产热量＝蛋白产热量＋非蛋白产热量	24h 总产热量＝1350kJ＋6706.5kJ＝8056.5kJ

(4)简化算法：产热量＝氧热价(20.20kJ)×耗氧量。

(5)耗氧量与 CO_2 产量的测量方法(见表 7-3)。

表 7-3　耗氧量与 CO_2 产量的测量方法

测定法	闭合式	开放式(气体分析法)	双标记水法
分析仪器	肺量计	气体分析仪	质谱仪
条件	吸入氧气	吸入空气(O_2＝20.96%，CO_2＝0.04%)	用(^2H、^{18}O)标记水(^2H_2O、$H_2{}^{18}O$)

(六)影响因素

1.肌肉活动：肌肉活动是影响能量代谢的最主要因素。

2.精神活动。

3.食物特殊动力作用。

(1)定义：进食引起额外产热的现象称为食物特殊动力作用。

(2)产生食物特殊动力作用的顺序：蛋白质＞混合食物＞糖或脂肪。

(3)机制：肝脏脱氨基作用。

4.环境温度：能量代谢率最稳定的环境温度是 20～30℃。

（七）基础代谢

1.概念。

(1)基础条件：清晨、空腹（禁食12h）、平卧、放松（肌肉和精神）、清醒、安静、室温20～25℃。

(2)基础代谢：人体在基础状态的能量代谢。

(3)基础代谢率：单位时间内的基础代谢。

2.基础代谢率（basal metabolic rate，BMR）衡量标准：单位时间、单位体表面积的产热量，即 $kJ/m^2 \cdot h$。

体表面积＝0.0061×身高(cm)＋0.0128×体重(kg)－0.1529

3.BMR％的计算。

举例：男，20岁，基础条件下，耗氧量＝15L/h，非蛋白呼吸商＝0.82，氧热价＝20.20（见表7-4）。

表7-4　BMR％的计算公式和举例

计算公式	举例
产热量＝氧热价(20.20)×耗氧量 BMR＝产热量÷体表面积 $BMR\% = \dfrac{实测值-正常平均值}{正常平均值} \times 100\%$	产热量＝20.20kJ/L×15L/h＝303kJ/h BMR＝303kJ/h÷1.5m²＝201.8kJ/(m²·h) $BMR\% = \dfrac{201.8-157.8}{157.8} \times 100\% = 27.8\%$

4.生理变动。

(1)BMR％＝±(10％～15％)。

(2)随年龄↑，BMR↓，幼年＞成年。

(3)男性＞女性。

5.病理变动。

(1)BMR％＞±20％。

(2)临床上主要对甲状腺疾病的辅助诊断。

(3)BMR％方面：突眼性甲状腺肿＞甲状腺肿瘤＞正常人＞黏液水肿。

(4)BMR↑情况：发热、甲亢、肾上腺皮亢、糖尿病、白血病、红细胞增多症。

(5)BMR↓情况：甲低（阿狄森病）、肾上腺皮低、肾病综合征、垂体性肥胖、病理性饥饿。

二、体温及其调节

（一）体温

1.定义：机体深部的平均温度称为体温。

2.正常值：直肠温(36.9～37.9℃)＞口腔温(36.7～37.7℃)＞腋温(36.0～37.4℃)。食管温代表深部温度的指标；鼓膜温代表脑组织温度的指标。

安静时，温度最高的器官是肝脏；运动时，温度最高的器官是骨骼肌。

3.生理变动。

(1)体温具有日周期（昼夜节律）：晨2～6时最低；午后1～6时最高。

(2)影响因素。

1）随年龄↑,体温↓。

2）女性＞男性;女性排卵日体温最低,排卵后体温升高（与孕激素有关）。

3）其他:麻醉药、肌肉活动、情绪激动、精神紧张、进食等因素皆影响体温。

4.平均皮肤温度（T_{MS}）与平均温度（T_{MB}）:

平均皮肤温度 $T_{MS}＝0.2(T_{小腿}＋T_{大腿})＋0.3(T_{胸}＋T_{上臂})$;

平均温度 $T_{MB}＝\alpha T_{core}＋(1-\alpha)T_{MS}$。

α:深部组织占全部组织比例;T_{core}:深部温度（直肠温度）。

（二）体热平衡

产热与散热处于动态平衡。

1.产热。

（1）产热总量＝基础代谢＋食物特殊动力作用＋肌肉活动。

（2）产热器官:安静时为肝脏,运动时为骨骼肌。

（3）产热形式。

1）战栗产热:战栗是骨骼肌不随意的节律性收缩,节律为 9～11 次/min,机体在寒冷时的主要产热方式。

特点:屈肌和伸肌同时收缩,代谢率增 4～5 倍。

2）非战栗产热（代谢产热）:以褐色脂肪组织产热为主。新生儿常见。寒冷→NE→褐色脂肪 β 受体→线粒体膜解耦联蛋白（UCP）→质子通道→呼吸链电子传递→质子跨膜释放热量。

3）产热调节反应（神经—体液调节）（见图 7-1）。

$$寒冷→中枢→\begin{cases} 交感神经兴奋→儿茶酚胺↑→代谢率↑ \\ 腺垂体→促甲状腺激素(TSH)↑→甲状腺激素↑→代谢率↑ \end{cases}$$

图 7-1　产热调节反应

2.散热。

（1）散热器官:皮肤、呼吸道、泌尿道（尿）、消化道（粪便）等。

（2）散热方式:辐射、传导、对流、蒸发（不感蒸发和发汗）。

（3）散热调节方式。

1）发汗:汗腺主动分泌汗液的反射性活动。发汗产生条件:气温＞皮肤温度。

精神性发汗:精神紧张、情绪激动→大脑皮层运动区→手、足、前额发汗。

温热性发汗:炎热→皮肤感受器→发汗中枢（下丘脑前部）→交感 N→ACh→汗腺 M 受体→汗液↑。

2）皮肤血流量调节散热:

炎热→交感神经紧张性↓→皮肤小动脉舒张→动—静脉吻合支开放→皮肤血流量↑→皮温↑→散热↑;

寒冷→交感神经紧张性↑→皮肤小动脉收缩→动—静脉吻合支关闭→皮肤血流量↓→皮温↓→散热↓。

（三）体温调节

1.体温调节方式（见图 7-2）。

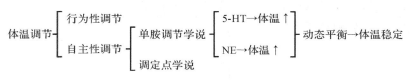

图 7-2　体温调节方式

2.温度感受器（见表 7-5）。

表 7-5　温度感受器的类型和分布

项目		热敏感受器（神经元）	冷敏感受器（神经元）
分布	皮肤、黏膜	＋	＋＋＋
	脊髓、脑干网状结构	＋	＋＋
	视前区—下丘脑前部（PO/AH）	＋＋＋	＋
感受刺激		温热刺激或血温↑	寒冷刺激

3.对体温调定点的影响（见表 7-6）。

表 7-6　影响体温调定点的主要因素

	视前区—下丘脑前部（PO/AH）		调定点	结果
	热敏神经元	冷敏神经元		
孕酮	—	＋	上移	体温升高
致热源	阈值升高		上移	发热
阿司匹林	去除对热敏神经元的抑制（抑制 PGE 合成）		复位	退热

4.体温调定点学说（见图 7-3）。

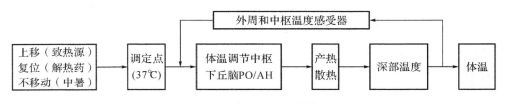

图 7-3　体温调定点学说

5.体温调节途径（见图 7-4）。

【概念】

1.能量代谢（energy metabolism）；

2.食物热价（thermal equivalent of food）；

3.食物的氧热价（thermal equivalent of oxygen）；

4.呼吸商（respiratory quotient，RQ）；

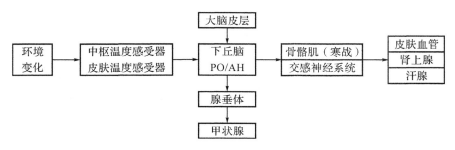

图 7-4　体温调节途径

5. 非蛋白呼吸商(non-protein respiratory quotient);

6. 食物特殊动力效应(specific dynamic effect);

7. 基础代谢(basal metabolism);

8. 基础代谢率(basal metabolic rate，BMR);

9. 体温(body temperature);

10. 不感蒸发(insensible perspiration);

11. 自主性体温调节(autonomic thermoregulation);

12. 调定点(set point)。

【思考题】

1. 什么是能量代谢？影响能量代谢的因素有哪些？

2. 何谓基础代谢和基础代谢率？基础代谢率的正常范围和临床意义如何？

3. 某女 20 岁，体表面积为 $1.5m^2$，在基础状态下测得耗氧量 18L/h。试问该受试者基础代谢率是否正常？提示可能有什么疾病？

4. 何谓体温？正常值是多少？哪些因素引起体温的生理变动？

5. 人体的散热方式主要有哪几种？根据散热原理，如何降低高热患者的体温？

6. 试述低温时人体体温调节途径或机制。

7. 试述发汗的调节及其影响因素？

8. 试以体温调定点学说解释体温调节机制。

9. 利用自动控制原理解释人体维持 37℃ 左右体温的机制。

【本章总括】

能量代谢 ┬ 定义/能量代谢率/直接测量/间接测量(热价/氧热价/呼吸商)/影响因素
　　　　　└ 基础代谢：基础状态/基础代谢/基础代谢率(计算/生理范围/临床意义)

体温 ┬ 定义/正常值/生理变动/调节(方式/温度感受器/调定点学说)
　　　└ 体热平衡 ┬ 产热：产热总量/产热器官/产热形式/产热调节
　　　　　　　　　└ 散热：散热器官/散热方式/散热调节(发汗：条件/机制)

第八章

肾脏生理

【大纲要求】

1.掌握尿生成的过程及影响因素、肾脏泌尿功能的调节。

2.熟悉肾脏血液供应特点、尿的浓缩和稀释、血浆清除率的概念与意义。

3.了解肾脏的结构和功能、肾脏排泄在维持机体内环境相对稳定中的意义。

【纲要内容】

一、肾脏的功能

1.泌尿功能(见表8-1)。

表 8-1　尿量的正常与异常情况

定义	正常尿量	多尿	少尿	无尿
尿量	1500mL/d	>2500mL/d	100～500mL/d	<100mL/d

2.内分泌功能:肾脏分泌的激素有肾素、促红细胞生成素、$1,25\text{-}(OH)_2\text{-}D_3$、PG、肾血管舒缓素等。

3.调节水盐平衡、酸碱平衡、渗透压平衡。

4.调节血压的长期效应。

二、肾脏的结构

(一)肾单位

肾脏的基本功能单位,双肾约200万个肾单位。

1.肾单位的组成(见图8-1)。

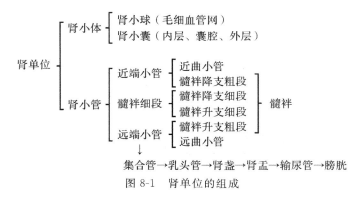

图 8-1　肾单位的组成

2.肾单位的类型（见表 8-2）。

表 8-2　两类肾单位的特点比较

类　型	皮质肾单位	近髓肾单位
部　位	中皮层、外皮层	内皮层
数　量	85%～90%	10%～15%
肾小球体积	小	大
AA 口径:EA 口径	2:1	1:1
出球小动脉分支	肾小管周围	U 型直小血管和肾小管周围
髓袢长短	短	长
颗粒细胞(分泌肾素)	多(有)	少(无)
交感神经支配	入球小动脉和颗粒细胞	出球小动脉
功　能	滤过、重吸收,生成尿液; 分泌肾素;维持血容量和血压稳定	浓缩和稀释尿液; 维持水平衡

注:AA:入球小动脉;EA:出球小动脉。

（二）球旁器

球旁器的组成、分布及功能作用见表 8-3。

表 8-3　球旁器的组成、分布及功能作用

组　成	存在部位或分布	功能或作用
颗粒细胞(球旁细胞)	入球小动脉	分泌肾素
致密斑	远曲小管起始部	Na^+ 感受器,调节肾素分泌
球外系膜(间质)细胞	入球小动脉与出球小动脉之间	调节肾血浆流量;吞噬功能

致密斑调节肾素分泌的机制：

小管液 $NaCl\uparrow$→致密斑 Na^+:$2Cl^-$:K^+ 载体→Na^+ 进致密斑→胞内 $Na^+\uparrow$→基底膜钠泵活动 $\uparrow$→消耗 ATP→腺苷 $\uparrow$→球外系膜细胞腺苷 A_1 受体→胞内 $Ca^{2+}\uparrow$→颗粒细胞分泌肾素 $\downarrow$ 和入球小 A 收缩。

三、肾脏的血液循环

(一)肾脏血供特点

1.血液供应丰富:

两肾血流量＝1200mL/min,约占心排出量 1/4,肾脏是全身血流量最丰富的器官(400mL/100g・min)。

2.血液分布的解剖特点。

(1)血流量分布:肾皮质占 94%,肾外髓占 5%,肾内髓占 1%,肾血流量主要是肾皮质血流量。

(2)血管形态学分布:腹主动脉→肾动脉→叶间动脉→弓形动脉→小叶间动脉→入球小动脉→肾小球毛细血管网(血压高,有利于滤过)→出球小动脉→肾小管周围毛细血管网(血压低、胶渗压高,有利于重吸收)→小叶间静脉→弓形静脉→叶间静脉→肾静脉。

(二)肾血流量调节

1.自身调节(正常情况)。

(1)定义:肾动脉灌注压在 10.67~24kPa(80~180mmHg)变化时,肾血流量保持相对恒定的现象。

(2)肾血流量自身调节曲线:平均肾动脉压与肾血流量的关系曲线。

(3)机制。

1)肌源性血管收缩学说。

①内容:灌注压↑,肾血管收缩,血管阻力↑,肾血流量恒定。

②主要证据:血管平滑肌抑制剂(罂粟碱、水合氯醛、氰化物)使自身调节消失。

2)管—球反馈。

①定义:小管液流量变化影响肾血流量和肾小球滤过率的现象称为管—球反馈。

②过程(见图 8-2)。

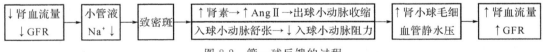

图 8-2　管—球反馈的过程

③参与管—球反馈的物质:肾素、血管紧张素、腺苷、一氧化氮(NO)、前列腺素(PG)。

2.神经和体液调节(紧急情况)。

(1)交感神经兴奋→NE→血管 α 受体→肾血管收缩→肾血流量↓;

(2)去甲肾上腺素、肾上腺素、升压素、血管紧张素→肾血管收缩→肾血流量↓;

(3)NO、PGI_2、PGE_2、缓激肽→肾血管舒张→肾血流量↑。

四、肾脏的尿生成过程

(一)肾小球滤过

1.定义:肾小球毛细血管的血浆通过滤过膜在肾小囊生成原尿(超滤液)的过程。

2.滤过膜。

滤过膜的组成及屏障作用见表 8-4。

表 8-4   滤过膜的组成及屏障作用

滤过膜组成	形态结构（机械屏障）		电学屏障
	厚度[nm]	孔径[nm]	酸性蛋白（唾液蛋白）
毛细血管内皮（窗孔）	40	50～100	异多糖涎基（负电荷）
基膜（网孔）	325	4～8	葡萄糖胺硫酸基（负电荷）
肾小囊上皮（裂隙膜）	40	4～14	异多糖涎基（负电荷）

	机械屏障（基膜起首要作用）			电学屏障（唾液蛋白）
滤过能力：	自由滤过物	＞可滤过物	＞不可滤过物	正电荷＞中性电荷＞负电荷
分子量	＜180D	＜69kD	＞69kD	
有效半径	＜0.36nm	＜3.6nm	＞3.6nm	
代表物	葡萄糖	白蛋白	球蛋白、纤维蛋白原	白蛋白带负电荷不可滤过

3.有效滤过压。

有效滤过压的组成及滤过机制见表 8-5。

表 8-5   有效滤过压的组成及滤过机制

组　成	滤过机制
滤过动力	毛细血管血压
滤过阻力	肾小囊内压＋血浆胶体渗透压
公式	有效滤过压＝毛细血管血压－（肾小囊内压＋血浆胶体渗透压）
规律	从入球端到出球端：血浆胶渗压递增,有效滤过压递减
滤过差异	入球端与出球端差异的来源：血浆胶体渗透压
滤过平衡	定义：当肾小球有效滤过压＝0时的滤过状态称为滤过平衡。
	方向：平衡左移时（向入球端移动）：有效滤过压↓,滤过面积↓,肾小球滤过率↓； 平衡右移时（向出球端移动）：有效滤过压↑,滤过面积↑,肾小球滤过率↑

4.衡量指标。

(1)肾小球滤过率(glomerular filtration rate,GFR)。

1)定义式：GFR＝两肾原尿量＝125mL/min（正常值）。

2)关系式：GFR＝滤过面积×通透性×（毛细血管血压－肾小囊内压－血浆胶渗压）。

3)GFR 与肾血流量的关系：正比关系。

(2)滤过分数。

1)定义：滤过分数＝$\dfrac{\text{肾小球滤过率}}{\text{肾血浆流量}}\times100\%=\dfrac{125\text{mL/min}}{660\text{mL/min}}\times100\%=19\%$。

2)结论：肾血浆流量大约 20% 由肾小球滤入肾小囊。

5.影响因素（见表 8-6）。

表 8-6　肾小球滤过的影响因素

变动因素	GFR	尿量	举　例
(1)有效滤过压			
1)肾小球毛细血管血压			
肾动脉血压↓	↓	↓	休克、出血时 BP<13.67kPa(80mmHg)
肾动脉硬化	↓	↓	高血压晚期
2)囊内压			
泌尿管内压↑	↓	↓	肾结石、输尿管阻塞
肾间质压↑	↓	↓	肾肿瘤
3)血浆胶体渗透压			
血浆水量↑	↑	↑	静脉快注生理盐水
血浆水量↓	↓	↓	脱水
血浆蛋白量↓	↑	↑	贫血、营养不良
(2)肾血流量↓	↓	↓	严重缺氧、中毒性休克
(3)滤过膜面积↓	↓	↓	肾小球疾病

(二)肾小管和集合管的物质转运

1.转运方式(见表 8-7)。

表 8-7　肾小管和集合管中物质转运的方式

转运方式	涵　义
重吸收	物质从肾小管转运到血液的过程。
分泌	物质从血液转运到肾小管的过程。
被动转运	顺电—化学梯度的转运。如:单纯扩散、易化扩散
主动转运	逆电—化学梯度的转运。如:钠泵、钙泵、质子泵
同向转运	不同物质向同一方向的转运。如:葡萄糖/Na^+,K^+:$2Cl^-$:Na^+
逆向转运	不同物质向相反方向的转运。如:Na^+-H^+交换,Na^+-K^+交换
电中性转运	不伴有电荷增减的物质转运过程。如:Cl^--甲酸根交换
生电性转运	伴有电荷增减的物质转运过程。如:葡萄糖/Na^+

2.各种物质的重吸收

(1)NaCl 的重吸收(见表 8-8)。

表 8-8　NaCl 在肾小管不同部位重吸收的机制、百分率及特点

重吸收百分率	部位	机制		特点
		管腔膜侧	基底膜	
65%~70%	近球小管前半段（上皮细胞）	Na^+/葡萄糖、Na^+-H^+ 交换；	钠泵	主动转运
	近球小管后半段（上皮细胞）	细胞旁途径：Na^+ 顺电位差；Cl^- 顺化学差		被动转运
		跨上皮途径：H^+-甲酸盐再循环（Na^+-H^+ 交换＋Cl^--甲酸根交换）	钠泵	主动转运
20%	髓袢升支粗段（上皮细胞）	K^+/2Cl^-/Na^+ 同向转运载体；抑制 K^+/2Cl^-/Na^+ 同向转运体的物质：呋塞米（呋喃苯胺酸，速尿）	钠泵	主动转运
12%	远曲小管初段（上皮细胞）	NaCl 同向转运载体；噻嗪类利尿药抑制 NaCl 同向转运体	钠泵	钠泵活性最高
	远曲小管后段和集合管（主细胞）	Na^+-K^+ 交换（顺浓度 Na^+ 通道和 K^+ 通道）；阿米洛利抑制 Na^+ 通道（保钾利尿剂）	钠泵	
	远曲小管后段和集合管（闰细胞）	泌氢：H^+ 泵（管腔）＋HCO_3^- 重吸收（基底膜）		

（2）其他物质重吸收（见表 8-9）。

表 8-9　主要物质在肾小管不同部位重吸收的机制、百分率及特点

重吸收	机制	部位/百分率
水	随 Na^+ 产生渗透压被动重吸收；水通道蛋白AQP2（管腔膜）；AQP3、AQP4（基底膜）	近曲小管占 67%，不受 ADH 调节；远曲小管和集合管 20%~30%，受 ADH 调节
HCO_3^-	Na^+-H^+ 交换；泌氢；HCO_3^- 重吸收；以 CO_2 方式入胞；HCO_3^- 优先 Cl^-	近球小管占 70%
K^+	主动转运	近球小管占 67%；
	葡萄糖/Na^+ 同向转运体	近曲小管 100% 重吸收
葡萄糖	肾糖阈：出现糖尿的最低血糖值，正常值：血糖＞160~180mg%；葡萄糖吸收极限量：血糖＞300mg% 时，肾小管对葡萄糖的吸收达最大极限。正常值：♂375mg/min ♀300mg/min	
其他	氨基酸/Na^+ 同向转运体；HPO_4^{2-}/Na^+ 同向转运体；SO_4^{2-}/Na^+ 同向转运体	

3. 肾小管和集合管的分泌。

（1）一些主要物质的分泌（见表 8-10）。

表 8-10　H^+、K^+、NH_3 的分泌部位及机制

分泌方式	部位	机制
泌 H^+	近端小管（上皮细胞）	泌 H^+＋Na^+-H^+ 交换＋HCO_3^- 重吸收
	远曲小管，集合管（闰细胞）	H^+ 泵＋HCO_3^- 重吸收
泌 K^+	远曲小管，集合管（主细胞）	Na^+-K^+ 交换
泌 NH_3	远曲小管，集合管（上皮细胞）	泌 NH_3＋泌 H^+＋Na^+-H^+ 交换＋HCO_3^- 重吸收（排氨替钠，排氨替 HCO_3^-）

（2）影响因素（见表 8-11）。

表 8-11　肾小管分泌的影响因素

变化因素	肾小管代偿反应	结　果	原因
高血钾	排 K^+ 保 H^+： Na^+-K^+ 交换↑、Na^+-H^+ 交换↓	尿中排 K^+↑（碱性尿） 尿中排 H^+↓、血 H^+↑（酸中毒）	小管液供交换 Na^+ 有限
低血钾	保 K^+ 排 H^+： Na^+-H^+ 交换↑、Na^+-K^+ 交换↓	尿中排 H^+↑（酸性尿） 尿中排 K^+↓（碱中毒），缓解低血钾	
血 H^+↑或血 pH↓ （酸中毒）	排 H^+ 保 K^+： Na^+-H^+ 交换↑、Na^+-K^+ 交换↓	尿中排 H^+↑（酸性尿） 尿中排 K^+↓（高钾血症）	
血 H^+↓或血 pH↑ （碳酸酐酶抑制剂）	保 H^+ 排 K^+： Na^+-H^+ 交换↓、Na^+-K^+ 交换↑	尿中排 H^+↓、缓解血 H^+↓ 尿中排 K^+↑（碱性尿，低钾血症）	

注：在肾脏，Na^+-H^+ 交换与 Na^+-K^+ 交换两者相互竞争抑制。

五、肾脏对尿的浓缩和稀释

（一）含义

在渗透压方面尿液与血浆比较有三种情况（见表 8-12）。

表 8-12　尿液渗透压的变化情况

机体三种情况	尿的渗透压变化
缺水时，尿浓缩	高渗尿＞血浆渗透压
水过剩时，尿稀释	低渗尿＜血浆渗透压
浓缩和稀释机制受损，尿液等渗	等渗尿＝血浆渗透压

（二）原理（逆流学说）

逆流系统＝逆流倍增＋逆流交换

1.逆流倍增。

（1）结构基础：髓袢和集合管是构成逆流倍增的结构。

1）证据：皮质组织液与血浆等渗；肾髓质由外向内渗透压浓度递增。

2）成因：肾小管不同部位的通透性各异（见表 8-13）。

表 8-13　肾小管不同部位对水、Na^+、尿素的通透情况

肾小管部位	水	Na^+	尿素
髓袢升支粗段	不易通透	NaCl 主动重吸收	不易通透
髓袢升支细段	不易通透	易通透	中等通透
髓袢降支细段	易通透	不易通透	不易通透
远曲小管	有 ADH 时易通透	Na^+ 主动重吸收	不易通透
集合管	有 ADH 时易通透	Na^+ 主动重吸收	皮质和外髓不易通透，内髓易通透

（2）渗透压梯度形成动力。

1）外髓部高渗梯度的构成动力：髓袢升支粗段主动重吸收 NaCl。

2)内髓部高渗梯度的构成动力:尿素再循环和 NaCl 的重吸收。

3)髓质高渗梯度的构成溶质:尿素和 NaCl。

2.逆流交换。

(1)结构基础:U 形直小血管结构。

(2)高渗梯度的维持:维持高渗梯度的动力是 NaCl 和尿素在 U 形直小血管的再循环。

(三)影响因素

1.慢性肾炎→肾髓质纤维化→逆流倍增↓→尿浓缩力↓→尿量↑。

2.利尿剂(呋塞米)→抑制髓袢升支粗段主动重吸收 NaCl→外髓高渗区↓→尿浓缩力↓→尿量↑。

3.营养不良→蛋白质缺乏→尿素生成↓→髓质渗透梯度↓→尿浓缩力↓→尿量↑。

4.尿崩症→下丘脑病变→ADH 分泌↓→尿浓缩力↓→尿量↑。

5.高血压病→直小血管血流↑→髓质溶质带走→渗透梯度↓→浓缩力↓→尿量↑。

六、尿生成的调节

(一)自身调节

1.小管液溶质浓度的影响——渗透性利尿。

(1)定义:小管液溶质浓度↑,引起渗透压↑,水的重吸收阻力↑,产生的利尿作用。

(2)引起渗透性利尿的物质:甘露醇、葡萄糖(糖尿病时)等。

2.球—管平衡。

(1)定义:球—管平衡 $= \dfrac{\text{近端小管重吸收率}}{\text{肾小球滤过率}} \times 100\% = 65\% \sim 70\%$。

(2)机制:近端小管 Na^+ 的定比重吸收约等于 $65\% \sim 70\%$。

(二)神经调节

1.作用效应:肾交感神经兴奋,使尿量↓。

2.作用途径(见图 8-3)。

$$肾交感神经(+) \rightarrow \begin{cases} \text{入球小动脉收缩} \rightarrow \text{肾小球血流量} \downarrow \text{、血压} \downarrow \rightarrow \text{有效滤过压} \downarrow \rightarrow GFR \downarrow \rightarrow \text{尿量} \downarrow \\ \text{颗粒细胞} \rightarrow \text{肾素} \uparrow \rightarrow Ang \text{II} \uparrow \rightarrow \text{醛固酮} \uparrow \rightarrow \text{排钾保钠保水保氯} \rightarrow \text{尿量} \downarrow \\ \text{去甲肾上腺素} \rightarrow \text{小管膜} \alpha_1 \text{受体} \rightarrow \text{对NaCl和水重吸收} \uparrow \rightarrow \text{尿量} \downarrow \end{cases}$$

图 8-3 作用途径

(三)体液调节

1.抗利尿激素(antidiuretic hormone,ADH)。

(1)合成分泌、贮存、释放:视上核、室旁核合成 ADH,贮存于神经垂体。

(2)生理作用。

1)远曲小管和集合管对水的通透性↑,水重吸收↑。

2)髓袢升支粗段对 NaCl 重吸收↑,外髓高渗区↑,尿浓缩↑。

3)内髓集合管对尿素通透性↑,内髓高渗区↑,尿浓缩↑。

(3)作用机制:

ADH→远曲小管、集合管的 V_2 膜受体→激活腺苷酸环化酶→胞质 cAMP↑→激活 PKA→水通道蛋白磷酸化→水通道开放→水通透性↑→水重吸收↑→抗利尿作用。

(4)调节因素或影响因素(见表 8-14)。

表 8-14 ADH 分泌的调节

调节因素	感受器	ADH	尿量	举 例
血浆晶体渗透压↑	渗透压(下丘脑)	↑	↓	大量出汗、严重呕吐、腹泻
血浆晶体渗透压↓	渗透压(下丘脑)	↓	↑	大量饮清水(水利尿)
循环血量↑	容量(心房)	↓	↑	输血
循环血量↓	容量(心房)	↑	↓	出血(失血)
血压↑	压力(颈动脉窦)	↓	↑	
血压↓	压力(颈动脉窦)	↑	↓	
心房钠尿肽↑	心房容量	↓	↑	
血管紧张素Ⅱ↑		↑	↓	
疼痛、紧张	痛觉感受器	↑	↓	
寒冷	温度感受器	↓	↑	

2.肾素—血管紧张素—醛固酮系统。

(1)系统构成(见图 8-4)。

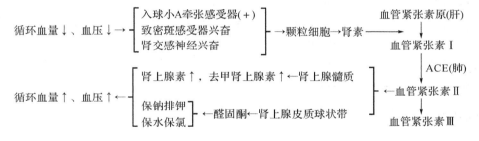

注:ACE 血管紧张素转换酶

图 8-4 肾素—血管紧张素—醛固酮系统的构成及作用

(2)肾素。

1)来源:颗粒细胞

2)调控:①肾血流量↓;②肾小球滤过率↓;③血钠↓;④肾交感神经兴奋。

3)作用:促进血管紧张素原生成血管紧张素Ⅰ。

(3)血管紧张素Ⅱ(AngⅡ)减少尿量的调节途径(见图 8-5)。

$$AngⅡ↑→\begin{cases} 醛固酮↑→排钾、保钠、保水→尿量↓ \\ 近端小管重吸收NaCl↑→尿量↓ \\ ADH分泌↑→水重吸收↑→尿量↓ \end{cases}$$

图 8-5 AngⅡ减少尿量的调节途径

(4)醛固酮对尿生成的影响。

1)来源:肾上腺皮质球状带。

2)生理作用:排钾、保钠、保水、保氯,尿量↓。

3)作用机理:醛固酮→入胞→醛固酮—胞质受体复合物→入核→醛固酮—核受体复合

物→促进 mRNA 转录→合成醛固酮诱导蛋白→①管腔膜 Na^+ 通道开放;②线粒体合成 ATP↑;③基底膜钠泵活动↑→排钾、保钠、保水→尿量↓。

4)调控:①血管紧张素Ⅱ;②血钾↑、血钠↓。

3.心房钠尿肽。

(1)来源:心房肌细胞嗜铖颗粒。

(2)对肾脏的作用。

1)利钠、利尿。

2)舒张入球小动脉,血流量↑,肾小球滤过率↑。

3)抑制肾素—血管紧张素—醛固酮系统。

4)抑制 ADH 分泌。

七、血浆清除率

血浆清除率的定义、计算公式、意义及应用等见表 8-15。

表 8-15　血浆清除率的定义、计算公式、意义及应用等

定　义	肾脏每分钟完全清除某物质的血浆毫升数称为血浆清除率
计算公式	血浆清除率(C)=(尿量×尿浓度)÷血浆浓度
代表数据	$C_{葡萄糖}=0$;$C_{菊粉}=125\text{mL/min}$;$C_{碘锐特}=660\text{mL/min}$
理论意义	利用菊粉和内生肌酐测量肾小球滤过率(GFR=125mL/min);利用碘锐特或对氨马尿酸钠盐测量肾血浆流量
应　用	推测肾小管分泌功能:血浆清除率>标准($C_{菊粉}=125\text{mL/min}$);推测肾小管重吸收功能:血浆清除率<标准($C_{菊粉}=125\text{mL/min}$)

八、尿的排放

(一)支配排尿反射的神经、肌肉对排尿的影响(见表 8-16)

表 8-16　排尿反射的神经支配

神经支配	神经支配的肌肉	对排尿作用
交感神经(腹下神经)	逼尿肌、内括约肌	阻抑排尿
副交感神经(盆神经)	逼尿肌、内括约肌	促进排尿
躯体运动神经(阴部神经)	外括约肌	阻抑排尿

(二)排尿反射

1.反射弧(见图 8-6)。

2.特点:正反馈。

3.排尿欲:膀胱容积是 400～500mL,膀胱内压力是 $10\text{cmH}_2\text{O}$。

4.尿失禁、尿潴留、尿频、小儿夜间遗尿(见表 8-17)。

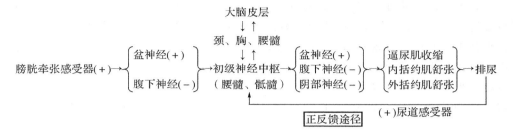

图 8-6 排尿反射过程

表 8-17 常见排尿异常的概念及原因

类别	概念	常见原因
尿 频	排尿次数增多,每次尿量减少	膀胱炎症或机械刺激感受器
尿潴留	膀胱内尿液充盈,尿不能排出	脊髓腰骶部受损,初级排尿中枢功能障碍
尿失禁	主观意识不能控制排尿	初级排尿中枢与大脑皮层失去了功能联系
小儿夜间遗尿	(婴幼儿)夜间不能控制排尿	大脑皮层发育未成熟,控制初级排尿中枢能力弱

【概念】

1. 近球细胞(juxtaglomerular cell);

2. 致密斑(macula densa);

3. 肾血流量自身调节(renal blood flow autoregulation);

4. 管—球反馈(tubuloglomerular feedback,TGF);

5. 肾小球有效滤过压(glomerular effective filtration pressure);

6. 滤过平衡(filtration equilibrium);

7. 肾小球滤过率(glomerular filtration rate,GFR);

8. 肾小球滤过分数(filtration fraction);

9. 球—管平衡(glomerulotubular balance);

10. 肾糖阈(renal glucose threshold);

11. 定比重吸收(constant fraction reabsorption);

12. 渗透性利尿(osmotic diuresis);

13. 水利尿(water diuresis);

14. 血浆清除率(plasma clearance);

15. 尿失禁(urine incontinence);

16. 尿潴留(urine retention)。

【思考题】

1. 简述肾脏的生理功能。

2. 简述肾脏泌尿的基本结构肾单位的组成部分。

3. 简述近球小体的组成、分布或存在部位以及生理功能。

4. 简述肾脏的血液循环特点及其肾血流量调节。

5. 何谓肾脏血流量的自身调节？简述肾血流量自身调节的机制和生理意义。

6. 通常情况和紧急情况下，肾血流量是如何调节的？各有何重要生理意义？

7. 何谓肾小球滤过？其结构基础、滤过动力是什么？影响肾小球滤过的因素有哪些？衡量肾小球滤过的生理学指标有哪些？

8. 简述尿生成的基本过程。

9. 何谓肾小球滤过率（GFR）？其影响因素有哪些？各因素如何调节 GFR 和尿量变化？

10. 简述近端小管对 Na^+ 重吸收的机理。

11. 试述髓袢升支粗段对 NaCl 重吸收的机制及其生理作用。

12. 为什么糖尿病患者会出现糖尿和多尿？

13. 当机体发生酸中毒时，血 K^+ 浓度会发生什么变化？为什么？

14. 简述 HCO_3^- 的重吸收和 H^+ 分泌的过程和生理意义。

15. 试述肾脏在维持机体水、电解质和酸碱平衡方面的作用。

16. 简述尿浓缩和稀释的机制或过程。

17. 肾髓质渗透压梯度是如何形成的？

18. 电刺激肾交感神经对尿量有何影响？其机制是什么？

19. 试述抗利尿激素（ADH）的合成、贮存、生理作用及其作用机制，以及分泌调节。

20. 试述醛固酮的来源、生理作用及其作用机制，以及分泌调节。

21. 简述肾素—血管紧张素—醛固酮系统的构成。

22. 试述肾素分泌的肾内调节机制。

23. 血 Na^+ 降低时，醛固酮有何变化？其生理意义如何？

24. 循环血量减少时，醛固酮和抗利尿激素的分泌有何变化？其生理意义是什么？

25. 心房钠尿肽（心房钠尿肽）对肾有何作用？

26. 何谓血浆清除率？有何理论意义？

27. 支配排尿反射的神经有哪些？它们对排尿的作用是什么？

28. 试比较下例两者之间的区别：

(1)皮质肾单位与近髓肾单位；

(2)尿生成有效滤过压与组织液生成有效滤过压；

(3)渗透性利尿与水利尿；

(4)逆流倍增与逆流交换。

29. 简述下列各项的生理作用：①球旁器；②ADH；③血管紧张素Ⅱ；④醛固酮；⑤醛固酮蛋白；⑥心房钠尿肽。

30. 在下列情况时，尿量有何变化？其产生机制如何？

(1)大量饮清水；

(2)静脉注射呋塞米（速尿）；

(3)体循环血压明显降低；

(4)大量出汗而饮水过少；

(5)直小血管血流速度增加；

(6)大量失血造成低血压休克；

（7）体重 3kg 家兔，耳缘静脉注射 20％葡萄糖溶液 5mL。

附：酸碱紊乱临床类型

附表 1　酸碱紊乱临床类型

指标	正常值	呼吸性酸中毒		呼吸性碱中毒		代谢性酸中毒		代谢性碱中毒	
		代偿	失代偿	代偿	失代偿	代偿	失代偿	代偿	失代偿
血 pH	7.4	正常	↓	正常	↑	正常	↓	正常	↑
SB	22～27mmol	↓↓	↑	↓↓	↓	↓	↓	↑	↑
AB∶SB	AB＝SB	AB＞SB	AB＞SB	AB＜SB	AB＜SB	AB↓＝SB↓	AB↓、SB↓	AB↑＝SB↑	AB↑、SB↑
BE、BD	0～±3mmol	/	/	/	/	（－）↑	（－）↑	（＋）↑	（＋）↑
$CO_2 CP$	22～28mmol	↑↑	↑	↓↓	↓	↓	↓	↑	↑↑
PCO_2	4.67～6kPa（35～45mmHg）	↑	↑↑	↓	↓↓	↓↓	↓	↑↑	↑
尿 pH	4.8～7.4	↓	↓	↑	↑	↓	↓	↑	↑
血 K^+	4.1～5.5mmol	可↑	可↑	可↓	可↓	可↑	可↑	可↓	可↓
血 Cl^-	103mmol	轻↑	轻↑	轻↓	轻↓	↑	↑	↓	↓

注：AB 实际碳酸氢；SB 标准碳酸氢；BE 碱剩余；BD 碱缺失；↑升高；↑↑明显升高；↓降低；↓↓明显降低。

【本章总括】

```
肾脏
├─ 结构:肾单位(组成/皮质肾单位/近髓肾单位)/球旁器(组成/分布/作用)
├─ 血液循环:血供特点(血流量/解剖特点)/血流量调节/自身调节(定义/机制)/神经
│            体液调节
├─ 功能
│   ├─ 泌尿
│   │   ├─ 正常尿量/多尿/少尿/无尿
│   │   ├─ 尿生成
│   │   │   ├─ 滤过:定义/滤过膜/尿生成有效滤过压/肾小球滤过率/
│   │   │   │        滤过分数/影响因素
│   │   │   ├─ 重吸收:方式/钠重吸收/葡萄糖重吸收/$HCO_3^-$ 重吸收/
│   │   │   │          水重吸收/$K^+$ 重吸收
│   │   │   ├─ 分泌:种类($H^+$,$K^+$,$NH_3$)/部位/机制
│   │   │   └─ 调节
│   │   │       ├─ 自身调节:渗透性利尿(定义/引起物质)/球—管
│   │   │       │            平衡(定义/机制)
│   │   │       ├─ 神经调节:肾交感神经(作用效果/作用途径)
│   │   │       └─ 体液调节
│   │   │           ├─ 抗利尿激素:合成核团/贮存/生理作用/
│   │   │           │              作用机理/影响因素
│   │   │           ├─ 肾素—血管紧张素—醛固酮
│   │   │           │   ├─ 系统组成(构成)
│   │   │           │   ├─ 肾素:来源/调控/作用
│   │   │           │   ├─ 血管紧张素:调节尿量途径
│   │   │           │   └─ 醛固酮:来源/作用/机理/调控
│   │   │           └─ 心房钠尿肽:来源/对肾脏作用
│   │   ├─ 尿浓缩与稀释
│   │   │   ├─ 逆流倍增:结构基础(证据/成因)/高渗区形成动力
│   │   │   │            (内髓/外髓)
│   │   │   ├─ 逆流交换:结构基础/高渗区形成动力
│   │   │   └─ 影响因素(慢性肾炎/利尿剂/营养不良/尿崩症/
│   │   │                高血压)
│   │   ├─ 血浆清除率:定义/计算公式/理论意义
│   │   └─ 排尿反射:神经支配/反射弧/特点/排尿欲值/成因(尿频/尿潴留/
│   │                尿失禁/遗尿)
│   ├─ 内分泌:肾素/促红细胞生成素 EPO/前列腺素
│   ├─ 调节水盐平衡—酸碱平衡—渗透压平衡
│   └─ 调节血压长期效应
```

第九章

感官生理

【大纲要求】

1.掌握眼的折光功能(视力、眼的调节、瞳孔对光反射)、视觉的二元学说、视杆细胞的感光机制、声波传入内耳的途径、基底膜的行波理论、耳蜗的生物电现象。

2.熟悉感受器生理特性,视杆细胞的感受器电位、视锥细胞和颜色视觉、三原色学说、前庭器官(椭圆囊、球囊和半规管)功能。

3.了解各类感受器功能、嗅觉和味觉。

【纲要内容】

一、感受器和感觉器官

(一)感受器

1.定义:分布在体表或组织内部的专用感受内、外环境改变的结构和装置称为感受器。

2.分类(见表9-1)。

表 9-1 感受器的类型

感觉类型	感受器结构	感觉类型	感受器结构	感觉类型	感受器结构
视觉	视杆细胞,视锥细胞	水平直线加速	球囊毛细胞	头部血温	下丘脑神经元
听觉	毛细胞	垂直直线加速	椭圆囊毛细胞	动脉 PO_2	神经末梢
嗅觉	嗅神经元	触、压、温、痛	神经末梢	脑脊液 pH	延髓腹外侧
味觉	味蕾	血浆葡萄糖	下丘脑	肌肉长度	肌梭
旋转加速	半规管毛细胞	血浆渗透压	下丘脑前部	肌肉张力	腱器官

3.生理特性(见表9-2)。

表 9-2 感受器的生理特性

适宜刺激	最敏感、最容易接受的刺激形式称为适宜刺激。 人眼适宜刺激是波长 370~740nm 电磁波;人耳适宜刺激是 16Hz~20kHz 声波
换能作用	感受器把各种刺激转换成传入神经或感受器细胞的电反应,如:光→电,声→电; 发生器电位是经换能作用,在传入神经末梢上产生的局部电位; 感受器电位是经换能作用,在感受器上产生的局部电位

续表

编码作用	感受器把外刺激转换成神经动作电位的序列称为编码作用
适应现象	定义:持续刺激感受器,使传入神经冲动频率下降的现象称为适应现象; 分类:快适应(如皮肤触觉)和慢适应(如肌梭、颈动脉窦); 产生机制:与发生器电位、神经动作电位、突触传递和感觉中枢等有关

（二）感觉器官（特殊感官）

把视、听、嗅、味、位置—平衡觉的感受器称为感觉器官,即眼、耳、鼻、舌、前庭器官。

二、视觉器官——眼

眼是人体最重要的感觉器官。人眼的基本结构:角膜—房水—晶状体—玻璃体—视网膜。人眼具有折光功能和感光功能。

（一）眼的折光功能

1.单球面折光体:后主焦距 $F_2 = n_2 R/(n_1 - n_2)$,焦度 $D = 1/F_2$。

2.简化眼。

(1)定义:据眼的实际光学特性,设计简单的等效光学系统或模型称为简化眼。

(2)参数:眼前后径 20mm, $n_1 = 1$, $n_2 = 1.33$,节点在角膜后 5mm。

3.视力(视敏度)。

(1)定义:眼对物体的微细结构的分辨能力,也是识别两点间最小距离的能力。

(2)关系:视力与视角呈反比关系。

(3)国际标准视力表:视角 $1'$,视力表置于眼前 5m 处,E 字两点间距 1.5mm,视锥细胞平均半径 $4 \sim 5\mu m$ 时,视力＝1.0。

4.眼的调节:晶状体调节反射、瞳孔调节反射、双眼会聚反射。

(1)内容:视近物时,眼的调节包括晶状体变凸、瞳孔缩小、眼球会聚反射。

(2)过程(见图 9-1)。

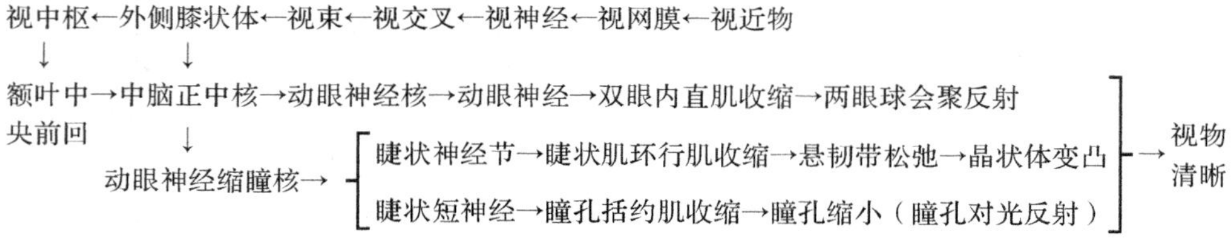

图 9-1　眼的调节过程

(3)衡量指标。

1)调节力＝1/近点＋1/远点。

2)近点:人眼作最大调节能看清物体的最近距离。

3)远点:人眼不作调节能看清物体的最远距离。正常时远点为无穷大。

(4)眼的折光异常调节(见表 9-3)。

表 9-3　眼的折光异常调节

比较项目	近视	远视	散光	老视眼
原因	眼球前后径过长或晶状体过凸	眼球前后径过短或晶状体凸度过小	角膜凸凹不平,曲率半径不等	晶状体弹性下降
视远物聚焦点	视网膜之前	视网膜之后	不能聚焦	视网膜之后
视近物聚焦点	可聚焦视网膜上	晶状体作更大调节	不能聚焦	
近点	近移	远移		远移
远点	近移	无穷大	无穷大	无穷大
矫正镜	凹透镜	凸透镜	柱面镜	凸透镜

(5)瞳孔和瞳孔对光反射。

1)瞳孔直径 1.5～8.0mm。交感神经支配瞳孔散大肌(辐散状肌),副交感神经支配瞳孔括约肌(环状肌)。

2)瞳孔对光反射是瞳孔大小随光照强度而变化的神经反射。其反射过程:强光→视网膜→视神经→视交叉→视束→视中枢→中脑顶盖前区(中枢)→双侧动眼神经核→动眼神经中的副交感神经纤维→瞳孔括约肌收缩→瞳孔缩小。

(二)眼的感光功能

1.视网膜结构。

(1)纵向联系:色素细胞—感光细胞—双极细胞—神经节细胞。

(2)横向联系:双极细胞—水平细胞—感光细胞;神经节细胞—无长突细胞—双极细胞。

2.视觉的二元学说(视网膜具有两种感光细胞)。

(1)定义:人的视网膜存在着两种感光细胞(视杆、视锥细胞),分别承担暗、明视觉的管理。

(2)视杆细胞和视锥细胞的区别(见表 9-4)。

表 9-4　视杆细胞与视锥细胞的区别

比较项	视杆细胞	视锥细胞
典型动物	猫头鹰只有视杆细胞	鸡眼仅有视锥细胞
细胞外段形态	长柱状	圆锥形
分布部位	中央凹无,周边部多	中央凹密集,周边部少
细胞间联系	聚合式联系	呈现 1:1:1 单线联系
感光色素	视紫红质一种	视紫红质、视紫绿质、视紫蓝质三种
作用条件	弱暗光起作用	强光起作用
视觉	暗视觉	明视觉
光敏感度	强	弱
视敏感度(视力)	低	高
色觉	无	有

3.视杆细胞感光换能作用:视杆细胞感光色素是视紫红质。

(1)视紫红质光化学反应:

$$视紫红质 \underset{\text{暗光(合成)11-顺型}}{\overset{\text{光亮(分解)全反型}}{\rightleftharpoons}} 视蛋白＋视黄醛 \rightleftharpoons 维生素 A$$

（2）视杆细胞电位。

1）静息电位（未光照时）＝－30～－40mV＝Na^+平衡电位（视杆细胞）。

2）感受器电位（光照时）＝－60～－70mV＝超极化慢电位。

产生机制（光—感光色素—Gt-cGMP-Na^+通道—感受器电位）：光量子（光信号）→视紫红质（Rh）激活→视蛋白变构→传递蛋白Gt活化→cGMP磷酸二酯酶激活→胞内cGMP↓→Na^+通道关闭→Na^+内流↓→离子浓度↓→膜超极化→超极化感受器电位（光—电转换的关键步骤）。

4.视锥细胞的感光换能和色觉。

（1）视锥细胞的感光换能作用与视杆细胞相似。视蛋白决定光波的敏感性。

（2）视锥细的主要功能特征是色觉。

（3）三原色学说与对比色学说（见表9-5）。

表 9-5　三原色学说与对比色学说

三原色学说	定义	视网膜存在对红、绿、蓝敏感的三种视锥细胞或感光色素
	证据	人视网膜视锥细胞吸收光谱分别在560nm（红视锥）、530nm（绿视锥）、430nm（蓝视锥）波长处具有吸收高峰，说明视网膜存在对红、绿、蓝敏感的三种视锥细胞； 在视锥细胞水平，不同单色光引起不同感受器电位； 色盲：红色盲（第一色盲）；绿色盲（第二色盲）；蓝色盲（第三色盲）
对比色学说	定义	在视网膜，对比色的刺激引起性质相反的反应，即：黑—白、红—绿、黄—蓝为对比色
	证据	金鱼水平细胞黄光产生去极化；蓝光产生超极化

（三）其他

1.视网膜的信息处理：视网膜中只有神经节细胞产生动作电位。神经节细胞的分类见表9-6。

表 9-6　神经节细胞的分类

神经节细胞分类	X 细胞	Y 细胞	W 细胞
感受野	较小	较大	最大
对刺激反应	持续性（长）	时相性（短）	迟缓
对光明感性	弱	强	
信息传入细胞	双极细胞	双极细胞	无长足细胞

2.暗适应和明适应。

（1）暗适应。

1）定义：暗适应是从亮处进入暗处，起初看不清，经过一定时间视觉敏感性逐增的现象。

2）视觉阈值是人眼刚能感知的光刺激强度。

3）暗适应曲线。

①定义：视觉阈值与黑暗中时间的关系曲线。

②表现：在暗适应时，视觉阈值逐渐减小，视觉敏感度逐渐增加；视觉阈值存在两次下降。第一降反映视锥细胞感光色素合成增加过程；第二降反映视杆细胞视紫红质合成增加过程。

(2)明适应。

1)定义:从暗处到强光下,初觉强光耀眼,不能视物,然后视觉敏感性降低,视觉恢复称为明适应。

2)机制:强光→视杆细胞视紫红质分解↑→光敏感性↓。

3.视野。

(1)定义:单眼固定,注视前方不动所能看见的范围称为视野。视野用角度表示。

(2)排列顺序:白色＞黄蓝色＞红色＞绿色。

(3)特征:颞侧视野大,鼻侧视野小。

三、听觉器官——耳

人耳的适宜刺激是16～20000Hz声波;人耳最敏感的震动频率是1000～3000Hz声波。

(一)传音功能

1.外耳和中耳的生理作用(见表9-7)。

表 9-7　外耳和中耳的生理作用

组　　成		生理作用	组　　成		生理作用
外耳	耳廓	集音作用	中耳	鼓膜	与声波同振
	外耳道	共鸣作用(最佳共振频率3500Hz)		听骨链	减幅增压作用
				咽鼓管	平衡鼓膜两侧压力作用

2.传音方式。

(1)气传导(见图9-2)。

声波→外耳道→鼓膜→[听小骨→前庭窗(卵圆窗)→前庭阶外淋巴／中耳→蜗窗(圆窗)→鼓阶外淋巴]→蜗管内淋巴→螺旋器→蜗神经→听中枢

图 9-2　声波的气传导途径

(2)骨传导:声波→颅骨→骨迷路→前庭阶、鼓阶外淋巴→蜗管内淋巴→螺旋器→蜗神经→听中枢。

(二)感音功能

1.耳蜗结构:两膜(前庭膜、基底膜),三腔(前庭阶、鼓阶、蜗管)。

2.行波学说(基本内容):在耳蜗感音过程中,声音由基底膜的底部向蜗顶传播,基底膜以行波方式振动,行波到达部位取决于声音频率,高频声波在底部产生最大振幅,低频声波在顶部产生最大振幅。

3.耳蜗生物电。

(1)毛细胞静息电位＝－80mV。

(2)内淋巴电位:鼓阶外淋巴(参考零电位)与蜗管内淋巴之间电位差＋80mV。

(3)微音器电位。

1)定义:耳蜗受声音刺激时,在耳蜗及其附近记录到的特殊波动称为微音器电位。

2)特点:①潜伏期短;②无不应期;③对缺氧和麻醉不敏感。

3）机制：电阻调制学说。

（4）听神经动作电位的产生：基底膜振动→听毛角位移→静毛顶端的机械门控 K^+ 通道开放→K^+ 由内淋巴流入毛细胞内→毛细胞去极化→毛细胞底部电压依赖 Ca^{2+} 通道开放→Ca^{2+} 内流→胞内 Ca^{2+} ↑→毛细胞释放→谷氨酸→听神经动作电位。

（三）听觉的衡量指标

1.听力是听觉器官感受声音的能力。

2.常用指标（见表9-8）。

表9-8　听觉的衡量指标

指标	定义	声音单位
听阈	引起听觉的最小振动强度	贝尔＝$\log(E/Eo)$＝$10\times$分贝尔
最大可听阈	引起鼓膜疼痛的声音强度	分贝＝$10^{-1}\log(E/Eo)$＝10^{-1}贝尔
听域	听域＝最大可听阈—听阈	（E 音强，Eo 听阈）

四、前庭器官

（一）前庭器官感受器与适宜刺激（见表9-9）

表9-9　前庭器官的适宜刺激

前庭器官	半规管	椭圆囊	球囊
适宜刺激	旋转变速运动	水平直线变速运动	垂直直线变速运动

（二）前庭器官毛细胞感受刺激规律

前庭器官毛细胞的运动方向与电位变化的关系见表9-10。

表9-10　前庭器官毛细胞的运动方向与电位变化的关系

纤毛运动方向	静毛到向动毛	动毛到向静毛
毛细胞电变化	静息电位数↓（去极化），神经冲动↑	静息电位数↑（超极化），神经冲动↓

（三）眼震颤

1.定义：躯体旋转运动时，眼球出现的特殊运动称为眼震颤。

2.半规管与眼肌运动关系（见表9-11）。

表9-11　半规管与眼肌运动关系

刺激	同侧眼外肌		对侧眼外肌	
	兴奋	抑制	兴奋	抑制
外半规管	内直肌	外直肌	外直肌	内直肌
上半规管	上直肌	下直肌	下斜肌	上斜肌
后半规管	上斜肌	下斜肌	下直肌	上直肌

3.运动方向（见表9-12）。

表 9-12　眼震颤的方向

旋转方向	左旋转开始（头向左转）	左旋转停止（头向左转突然停止）
内淋巴方向	向　右	向　左
眼球慢动相	眼球向右移	眼球向左移
眼球快动相	眼球向左退	眼球向右退

（四）前庭反应

前庭器官受刺激，产生过敏时，常引起恶心、呕吐、眩晕、皮肤苍白等现象称为前庭反应。常表现为晕船、晕车。

五、嗅觉、味觉和皮肤感觉器

1.嗅觉。

（1）嗅觉特点：①不同动物的嗅觉敏感程度差异大；②适应快。

（2）嗅觉感受器的适宜刺激：空气中化学物质。

（3）七种基本嗅觉：樟脑味、麝香味、花草味、乙醚味、薄荷味、辛辣味、腐腥味。

（4）嗅觉产生过程：适宜刺激（有机化学物质）→嗅纤毛→膜受体→G 蛋白→第二信使→电压门控式 Na^+ 通道开放→Na^+ 内流→去极化型感受器电位→动作电位→嗅球→嗅觉中枢→嗅觉。

2.味觉。

（1）四种基本味觉：酸、甜、苦、咸。

（2）人舌表面不同部位对不同味刺激的敏感性（见表 9-13）。

表 9-13　基本味觉的相关分子、分布部位和感受机制

基本味觉	相关分子	分布部位	味觉感受机制
酸	H^+	舌两侧	H^+→化学门控 Na^+ 通道→Na^+ 内流↑→感受器电位→酸味觉
甜	葡萄糖	舌尖	糖→味细胞膜受体→Gs 蛋白→腺苷酸环化酶→cAMP↑→K^+ 电导↓→感受器电位→甜味觉
苦	奎宁	软腭、舌根	不清楚
咸	NaCl	舌两侧前部	Na^+ 盐→化学门控 Na^+ 通道→Na^+ 内流↑→感受器电位→咸味觉；咸味觉 Na^+ 通道阻断剂：阿米洛利 amiloride

3.皮肤感觉：触觉、压觉、温度觉、痛觉。

【概念】

1.感受器（receptor）；

2.适宜刺激（adequate stimulus）；

3.换能作用（sensory transduction）；

4.感受器电位（receptor potential）；

5.发生器电位（generator potential）；

6.编码作用（coding action）；

7. 适应现象(adaptation of receptor);

8. 折光系统(refraction system);

9. 简化眼(reduced eye);

10. 视敏度(visual acuity);

11. 眼的调节(accommodation);

12. 近点(near point of vision);

13. 远点(far point of vision);

14. 盲点(blind spot);

15. 远视(hyperopia);

16. 老视(presbyopia);

17. 近视(myopia);

18. 散光(astigmatism);

19. 瞳孔近反射(near reflex of pupil);

20. 瞳孔对光反射(pupillary light reflex);

21. 夜盲症(nyctalopia);

22. 三原色学说(trichromatic theory);

23. 色盲(color blindness);

24. 色弱(color feebleness);

25. 暗适应(dark adaptation);

26. 明适应(light adaptation);

27. 视野(visual field);

28. 行波学说(travelling wave theory);

29. 耳蜗微音器电位(cochlear microphonic potential);

30. 听阈(hearing threshold);

31. 前庭器官(vestibular apparatus);

32. 眼震颤(nystagmus);

33. 前庭反应(vestibular response)。

【思考题】

1. 何谓感受器？感受器的生理特性有哪些？

2. 正常人看近物时发生哪些调节活动？简述其调节过程(反射途径)及其生理意义。

3. 阿托品液滴入眼内为何引起近视物不清？

4. 比较近视、远视、散光及老视形成的原理及矫正方法。

5. 耳蜗的生物电现象有哪些？各有何特征？其可能的产生机制是什么？

6. 什么是微音器电位？简述产生机制。

7. 简述下列内容：

(1)视网膜视杆细胞光—电换能过程；

(2)色觉三原色学说；

(3)基底膜振动的行波学说；

（4）听觉的产生过程；

（5）听神经动作电位产生过程；

（6）前庭器官的生理功能；

（7）嗅觉的产生过程。

8.试比较下列两者的区别：①视杆细胞与视锥细胞；②暗适应和明适应。

9.何谓眼震颤？当某人向左旋转开始与停止时，眼震颤的快动相和慢动相的方向是怎样的？

10.试述人舌感受基本味觉（酸、甜、苦、咸）的感受部位，相关分子及其可能的味觉感受机制。

【本章总括】

感受器：定义/分类/生理特性

视觉（眼）
- 折光功能
  - 单球面体/简化眼（定义/参数）/视力（定义/视力表）
  - 眼的调节
    - 内容/过程（反射弧）/指标（调节力/近点/远点）
    - 异常（近视/远视/散光/老视眼）/瞳孔对光反射（定义/反射弧）
- 感光功能
  - 视网膜：结构/视觉二元学说
  - 视杆细胞：感光换能（视紫红质光化学反应/静息电位/感受器电位）
  - 视锥细胞：三原色学说（定义/证据）/对比色学说
  - 其他：神经节细胞/明适应/暗适应/视野

听觉（耳）
- 传音功能：外耳中耳作用/传音方式（气传导/骨传导）
- 感音功能：耳蜗结构/行波学说/耳蜗电生理（毛细胞 RP/内淋巴电位/微音器电位）
- 指标：听力/听阈/最大可听阈/听域/贝尔/分贝

前庭器官：构成/适宜刺激/眼震颤（定义/方向）/前庭反应

嗅觉：特点/适宜刺激/基本嗅觉/产生过程

味觉：基本味觉/相关分子/味觉分布/感受机制

第十章

神经生理

【大纲要求】

1.掌握突触生理,神经递质(外周和中枢神经递质)分布,丘脑投射系统,肌张力的产生及其调节,自主神经功能特征与特征,睡眠与脑电。

2.熟悉神经纤维的传导特征和传导速度测量原理,神经元联系方式,兴奋在中枢传播特征,神经递质(分类、作用)和受体,皮层感觉功能,内脏痛,脊休克和去大脑僵直,小脑、基底神经节和下丘脑的功能,皮层的语言中枢,自发电活动与诱发电位。学习和记忆的过程及其机制,皮层的语言中枢和一侧优势现象。

3.了解神经元和神经纤维的基本功能、神经胶质细胞功能、本能行为和情绪的神经基础、脑的高级功能。

【纲要内容】

一、神经元和神经胶质细胞

(一)神经元

1.基本结构(见图 10-1)。

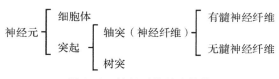

图 10-1　神经元的基本结构

2.神经元四个部位的作用(见表 10-1)。

表 10-1　神经元各部位的作用

部位	作用	部位	作用
胞体或树突膜	受体部位	轴突	传导动作电位
轴突起始部	产生动作电位	神经末梢	释放神经递质

3.主要功能:接受刺激和传递信息。

（二）神经纤维

1.神经纤维传导兴奋特征。

（1）完整性（解剖完整性、生理完整性）。

（2）绝缘性。

（3）双向性。

（4）相对不疲劳性。

2.神经纤维传导速度。

（1）电生理学方法：记录神经纤维动作电位测量传导速度。

（2）影响因素。

1）有髓神经纤维传导速度与直径呈正比：传导速度(m/s)＝6×直径(μm)。

2）神经纤维传导速度与温度有关，温度降低传导速度减慢。

3.神经纤维分类（见表10-2）。

表10-2　神经纤维分类

纤维类型		功能	直径(μm)	传导速度(m/s)	传入纤维
A(有髓)	A$_\alpha$	本体感觉、躯体运动	13～22	70～120	Ⅰa、Ⅰb
	A$_\beta$	触—压觉	8～13	30～70	Ⅱ
	A$_\gamma$	支配梭内肌	4～8	15～30	
	A$_\delta$	痛觉、温度觉、触—压觉	1～4	12～30	Ⅲ
B(有髓)		自主神经节前纤维	1～3	3～15	
C(无髓)	C$_{交感}$	交感节后纤维	0.3～1.3	0.7～2.3	
	C$_{背根}$	痛觉、温度觉、触—压觉	0.4～1.2	0.6～2.0	Ⅳ

4.神经纤维的轴浆运输（见表10-3）。

表10-3　神经纤维的轴浆运输

定义	轴突内轴浆进行物质交换的流动过程称为轴浆运输	
特点	双向流动	顺向轴浆流动：由胞体向突触末梢的轴浆运输。其类型： 快速轴浆运输(410mm/d)：递质囊泡、分泌颗粒、线粒体等； 慢速轴浆运输(1～12mm/d)：微丝、微管等。 逆向轴浆流动：由神经末梢向胞体的轴浆运输。 如：神经营养因子、破伤风毒素、狂犬病毒、辣根过氧化物酶(HRP)等
	消耗能量：缺氧、氰化物→ATP↓→快速轴浆运输停止	
机制	与ATP酶活性、微丝、微管有关	

5.神经纤维的营养作用。

（1）定义：神经末梢释放营养因子调整和影响支配组织的内在代谢、生长发育、组织结构、生化反应、生理功能的作用称为神经营养作用。举例：断肢再植、神经交叉缝合。

（2）可能机制：

神经末梢 ⇌（顺向轴浆流动→营养性因子 / 逆向轴浆运输←神经营养生长因子）组织细胞

（3）神经营养因子。

1)定义:有神经支配的组织和星形胶质细胞产生对神经元具有营养和促进突起生长作用的蛋白质。

2)类型:神经生长因子(NGF)、脑源性神经生长因子(BDNF)、神经营养因子3(NT-3)、神经营养因子4/5(NT-4/5)、神经营养因子6(NT-6)等。

3)受体。

神经营养因子受体的类型与亲和力见表10-4。

表 10-4　神经营养因子受体的类型与亲和力

受体	trk A 受体	trk B 受体	trk C 受体
亲和力高的神经营养因子	NGF	BDNF、NT-4/5	NT-3

4)p75^{NTR}:一种低亲和力的神经营养因子受体75kD的膜蛋白。

(三)神经胶质细胞

1.类型(见图10-2)。

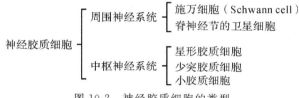

图 10-2　神经胶质细胞的类型

2.特征。

(1)数量多、分布广泛。

(2)有突起,无树突和轴突。

(3)不形成化学性突触,普遍缝隙连接。

(4)不能生产动作电位。

(5)星形胶质细胞存在多种受体。

3.功能。

(1)支持作用和引导神经元迁移。

(2)隔离作用。

(3)修复和再生作用。

(4)免疫应答作用。

(5)参与脑屏障的形成。

(6)物质代谢和营养性作用。

(7)稳定细胞外钾离子浓度。

(8)参与递质及生物活性物质代谢。

（四）中枢神经元的联系方式（见表 10-5）

表 10-5　中枢神经元的联系方式

联系方式	主要神经元	生理意义
单线式	传入神经元	点对点感觉投射,时间总和的结构基础
辐散式	传入神经元	使兴奋或抑制扩散
聚合式	传入神经元	使信息总和或整合
链锁式	中间神经元	在空间上加强作用
环　式	中间神经元	在时间上持久作用:后放(正反馈);终止(负反馈)

二、突触生理

（一）神经元之间的相互作用方式（见表 10-6）

表 10-6　神经元之间的相互作用方式

	经典突触传递	电突触传递	非突触化学传递	局部神经元回路
定义	轴突与神经元之间的接触部位	两个神经元膜紧密接触的部位	曲张体与效应器之间的化学传递	局部回路神经元及其突起构成的联系通路
结构	特化结构:前膜—间隙—后膜;突触小体;突触小泡	缝隙连接	曲张体:NE、多巴胺能纤维神经末梢具有结节状膨体	局部回路神经:中枢内仅与相邻细胞接触不向远部位投射的神经元
类型	轴—胞突触;轴—轴突触;轴—树突触	树—树突触;胞—胞突触;轴—胞突触;轴—树突触	肾上腺素能纤维;多巴胺能 F(树突);5-羟色胺能纤维;胆碱能纤维(轴突)	轴与胞、树、轴突触;胞与胞、树、轴突触;树与胞、树、轴突触
特点	单向性传递;时间延搁;受理化因素影响	双向性传递;传递速度快;无潜伏期	弥散传递;传递时间长;选择性差;无特化结构	串联性突触;交互性突触;混合性突触
功能	信息传递作用	不同神经元产生同步性活动	实现神经系统的复杂调节作用	参与高级神经活动:如学习、记忆

（二）突触传递过程（兴奋在中枢的传布）

1.定义:突触前细胞的信息,经突触传递,引起突触后细胞活动的过程。

2.过程（见图 10-3）。

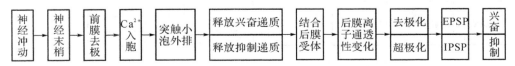

图 10-3　突触传递过程。EPSP:兴奋性突触后电位;IPSP:抑制性突解后电位

3.突触后电位。

（1）定义:在神经元突触后膜记录到的局部电位称为突触后电位,包括兴奋性突触后电

位和抑制性突触后电位。

（2）兴奋性突触后电位（excitatory postsynaptic potential，EPSP）。

1）模型：脊髓单突触反射。

电刺激→伸肌肌梭→传入神经纤维→（＋）脊髓前角伸肌运动神经元→记录 EPSP

2）定义：兴奋性突触传递时，在突触后膜产生的去极化电位称为兴奋性突触后电位。

3）兴奋的突触传递过程，即 EPSP 产生机制（图 10-4）。

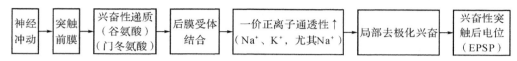

图 10-4　兴奋的突触传递过程

（3）抑制性突触后电位（inhibitory postsynaptic potential，IPSP）。

1）模型：脊髓单突触反射。

电刺激→伸肌肌梭→传入神经纤维→（－）脊髓前角屈肌运动神经元→记录 IPSP

2）定义：抑制性突触传递时，在突触后膜产生的超极化电位称为抑制性突触后电位。

3）抑制的突触传递过程，即 IPSP 产生机制（见图 10-5）。

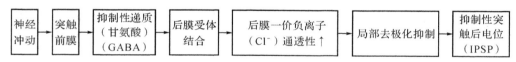

图 10-5　抑制的突触传递过程

（4）EPSP 与 IPSP 的区别（见表 10-7）。

表 10-7　EPSP 与 IPSP 的区别

比较项	EPSP	IPSP
过程	兴奋性神经元→另外神经元	兴奋性 N 元→抑制性 N 元→另外 N 元
递质的性质	兴奋性递质（ACh，谷氨酸）	抑制性递质（甘氨酸，γ-氨基丁酸）
突触后膜离子流	Na^+（为主）、K^+、Cl^-	Cl^-（为主）、K^+
膜电位负值（幅值）	减少	增大
突触后膜状态	去极化	超极化
结果	突触后 N 元易产生动作电位	突触后 N 元不易产生动作电位

4. 慢 EPSP（sEPSP）、慢 IPSP（sIPSP）的离子形成机制（见图 10-6）。

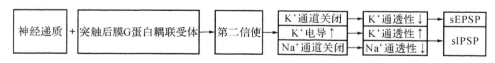

图 10-6　慢 EPSP 和慢 IPSP 的形成机制

5. 比较 EPSP，IPSP，sEPSP，sIPSP 的离子形成机制（见表 10-8）。

表 10-8　EPSP、IPSP、sEPSP、sIPSP 的形成机制区别

突触后电位	EPSP	IPSP	sEPSP	sIPSP
离子形成机制	Na^+ 通透性↑	Cl^- 通透性↑	K^+ 通透性↓	K^+ 通透性↑、Na^+ 通透性↓

（三）突触抑制和易化

1.突触抑制（中枢抑制）。

（1）定义：高位中枢的兴奋可以抑制低位中枢的反射活动称为中枢抑制或突触抑制。

（2）实例：屈肌反射时，伸肌抑制。

（3）类型：突触后抑制和突触前抑制。

（4）突触后抑制。

1）结构基础：轴—胞突触。

2）发生部位：突触后膜。

3）前提条件：存在一个中间抑制性神经元。

4）产生机制：属于超极化抑制，产生 IPSP。

5）类型：

回返性抑制与传入侧支性抑制的区别见表 10-9。

表 10-9　回返性抑制与传入侧支性抑制的区别

类型	回返性抑制	传入侧支性抑制
存在部位	传出神经元（闰绍细胞、海马、丘脑等）	感觉传入神经元（脊髓、脑）
作用方式	脊髓前角运动 N 元→闰绍细胞（N 受体）→回返轴突释放甘氨酸→抑制原发动兴奋的脊髓前角运动 N 元	伸肌肌梭（＋）→伸肌运动 N 元（＋），同时，中间抑制 N 元（＋）→屈肌运动 N 元（－）
生理意义	产生负反馈作用，防止过度兴奋，使同一中枢内各神经元同步活动	产生交互抑制，协调功能
实例	脊髓前角运动神经元与闰绍细胞的相互作用	屈肌反射

（5）突触前抑制。

1）结构基础：轴—轴突触。

2）发生部位：突触前膜。

3）前提条件：存在两个以上中间抑制性神经元。

4）产生机制：属于去极化型抑制，产生 EPSP↓。

5）产生过程（见图 10-7）。

6）分布部位：感觉传入。

7）生理意义：限制其他感觉传入，调节感觉传入信息的作用。

2.突触易化（中枢易化）。

（1）定义：高位中枢的兴奋可使低位中枢兴奋性增强的过程称为中枢易化或突触易化。

（2）类型：突触后易化和突触前易化。

（3）突触前易化。

1）结构基础：轴—轴突触。

2)发生部位:突触前膜。

3)产生机制:产生 EPSP↑。

4)产生过程(见图 10-7)。

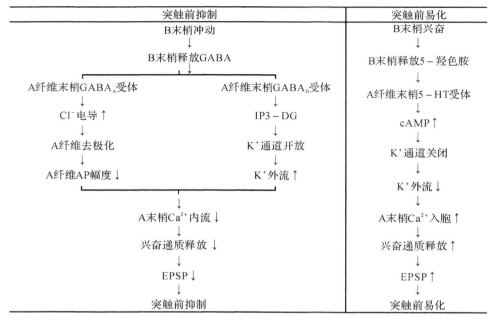

突触前抑制	突触前易化
B末梢冲动 ↓ B末梢释放GABA	B末梢兴奋 ↓ B末梢释放5-羟色胺 ↓ A纤维末梢5-HT受体 ↓ cAMP↑ ↓ K⁺通道关闭 ↓ K⁺外流↓ ↓ A末梢Ca²⁺入胞↑ ↓ 兴奋递质释放↑ ↓ EPSP↑ 突触前易化

图 10-7　突触前抑制与易化的过程

(四)突触传递兴奋特征(中枢传递兴奋特征)

1.单向传布:兴奋由突触前神经末梢传向突触后神经元的定向性传递过程。

2.中枢延搁(突触延搁):兴奋通过中枢时比较缓慢的现象。$0.3\sim0.5$ms/突触。

3.总和:若干传入冲动至中枢叠加后,引起传出效应的过程称为总和。它包括空间总和与时间总和。易化是阈下兴奋使神经元兴奋性↑,引起传出效应易产生的现象。

4.兴奋节律的改变:是在反射活动中,传入与传出冲动频率不一致的现象。

5.后放:反射活动中,刺激停止后,传出冲动仍继续发放的现象称为后放。

6.对内环境变化敏感和易疲劳性:突触对缺氧、CO_2↑、麻醉剂等敏感。

酸中毒时,神经细胞兴奋性↑,突触传递↑,易产生搐溺。

碱中毒时,神经细胞兴奋性↓,突触传递↓,易产生昏迷。

(五)突触可塑性

1.定义:突触的形态和功能可发生较持久改变的特性或现象称为突触可塑性。

2.形式:强直后增强、习惯性与敏感化、长时程增强和长时程压抑。

(1)强直后增强。

1)定义:突触前末梢接受一短串强直刺激后,突触后电位发生明显增强现象,可持续 1h。

2)机制:强直刺激→突触前神经元 Ca^{2+} 积累→占据全部胞内 Ca^{2+} 结合点→胞内 Ca^{2+}↑→突触前末梢持续释放神经递质→突触后电位↑→强直后增强。

(2)习惯性与敏感化(见表 10-10)。

表 10-10 习惯性与敏感化

项目	习惯性	敏感化
定义	突触对重复刺激的反应逐渐减少或消失	突触对重复刺激的反应性增强
机制	反复刺激→突触前 N 末梢 Ca^{2+} 通道失活→胞内 Ca^{2+}↓→突触前递质释放量↓→习惯性	反复刺激→突触前 N 末梢 Ca^{2+} 通道开放时间延长→Ca^{2+} 内流↑→突触前递质释放量↑→敏感性

（3）长时程增强（long-term potentiation，LTP）和长时程压抑（long-term depression，LTD）（见表 10-11）。

表 10-11 长时程增强和长时程压抑

项目	长时程增强（LTP）	长时程压抑（LTD）
定义	高频刺激突触前 N 元,引起突触后 N 元持续时间较长的 EPSP 增强	低频刺激突触前 N 元,引起突触传递效率的长时程持续降低
机制	高频刺激诱发突触前末梢 Glu 释放↑、NMDA 激活、突触后胞内 Ca^{2+}↑	低频刺激诱发突触前末梢 Glu 释放↑、突触后胞内 Ca^{2+} 轻度↑,AMPA 去磷酸化,AMPA↓
意义	在海马与学习记忆有关	在小脑,与运动学习功能有关

三、神经递质和受体

（一）神经递质

1.定义:神经末梢释放的作用于受体后,起传递信息作用的化学物质称为神经递质。

2.构成条件:合成递质的前体和酶系,突触小泡,特殊受体,失活酶/回收环节,拟似剂或阻断剂。

3.类型:依据产生部位神经递质分成外周神经递质和中枢神经递质(见表 10-12)。

表 10-12 神经递质的分布

	神经递质	分布
外周神经递质	胆碱能纤维	交感神经和副交感神经节前纤维;副交感神经节后纤维;运动神经纤维;支配汗腺、骨骼肌舒血管纤维的交感神经节后纤维
	肾上腺素能纤维	大部分交感节后神经纤维(除支配汗腺、骨骼肌舒血管纤维)
	肽能纤维	胃肠道壁内神经丛副交感节后纤维
中枢神经递质	乙酰胆碱	脊髓前角运动神经元:脊髓角运动神经元→释放 ACh→闰绍细胞(N 受体)→释放→甘氨酸→抑制脊前角运动神经元;丘脑特异投射系统;脑干网状结构上行激动系统;纹状体;边缘系统
	单胺类 多巴胺	黑质—纹状体;中脑边缘系统;结节—漏斗
	去甲肾上腺素	低位脑干网状结构;蓝斑
	5-羟色胺	中缝核
	氨基酸 谷氨酸	大脑皮层和脊髓背侧
	甘氨酸	脊髓和脑干
	γ-氨基丁酸	大脑皮层浅层、小脑皮层浦氏细胞层、纹状体—黑质纤维

续表

神经递质			分　布
中枢神经递质	肽类	神经垂体肽	升压素、催产素
		下丘脑调节多肽	TRH、GnRH、CRH、GHRIN、GHRH
		阿片肽	β-内啡肽、脑啡肽、强啡肽
		脑肠肽	胃泌素、促胰液素、胆囊收缩素、血管活性肠肽、P 物质等
	其他		一氧化氮、组胺

N 样作用(烟碱样作用):节前纤维和运动纤维释放 ACh 的作用与烟碱药理作用相同的作用。

M 样作用(毒蕈碱样作用):副交感神经纤维释放 ACh 的作用与毒蕈碱作用相同的作用。

5.递质共存。

(1)定义:一个神经元可存在两种或两种以上递质称为递质共存。

(2)共存递质:5-羟色胺与 P 物质;多巴胺与 5-羟色胺;NE 与 ACh;去甲肾上腺素与脑啡肽。

6.递质代谢(见表 10-13)。

表 10-13　神经递质的代谢

ACh	合成	胆碱＋乙酰辅酶 A $\xrightarrow[\text{(胞质内)}]{\text{胆碱乙酰化酶}}$ 辅酶 A＋乙酰胆碱(ACh)
	去路	①胆碱酯酶分解;②前膜再摄取;③入血
NE	合成	酪氨酸 $\xrightarrow[\text{(胞质内)}]{\text{酪氨酸羟化酶}}$ 多巴 $\xrightarrow[\text{(胞质内)}]{\text{多巴脱羧酶}}$ 多巴胺 $\xrightarrow[\text{(囊胞内)}]{\text{多巴胺 β 羟化酶}}$ 去甲肾上腺素(NE)
	去路	①入血;②前膜再摄取;③酶分解(儿茶酚氧位甲基移位酶、单胺氧化酶)
5-HT	合成	色氨酸 $\xrightarrow[\text{(胞质内)}]{\text{色氨酸羟化酶}}$ 5-羟色胺酸 $\xrightarrow[\text{(胞质内)}]{\text{5-羟色胺酸脱羧酶}}$ 5-羟色胺(5-HT)
	去路	①前膜再摄取;②单胺氧化酶分解
GABA	合成	谷氨酸 $\xrightarrow{\text{谷氨酸脱羧酶}}$ γ-氨基丁酸(GABA)
	去路	

(二)受体学说

1.定义:细胞膜或细胞内与配体(递质、调质、激素、细胞因子)发生特异性结合并诱发生物学效应的特殊生物分子称为受体。

2.特征:特异性;饱和性;可逆性。

3.认识:①受体存在亚型;②突触前受体起负反馈作用;③受体脱敏:同源脱敏;异源脱敏;④受体调节:受体上调,递质分泌不足时,受体的数量逐渐增加,亲和力逐渐升高的现象;

受体下调,递质分泌过多时,受体的数量逐渐减少,亲和力逐渐降低的现象。

4. 主要受体的种类、分布部位、阻断剂和主要效应(见表 10-14)。

表 10-14 受体的种类、分布部位、阻断剂和主要生理作用

递质	受体	分布部位	阻断剂(拮抗剂)	主要生理效应
乙酰胆碱	M_1	神经		兴奋副交感神经
	M_2	心脏	阿托品	抑制心肌
	M_4	腺体		兴奋平滑肌和腺体
	N		筒箭毒	
	N_1	神经节	六烃季胺	兴奋神经节
	N_2	终板膜	十烃季胺	兴奋骨骼肌
去甲肾上腺素	α		酚妥拉明	
	α_1	平滑肌、腺体	哌唑嗪	兴奋平滑肌(抑制小肠)
	α_2	突触前膜	育亨宾	抑制突触前膜 NE 释放
	β		普萘洛尔(心得安)	
	β_1	心肌	阿替洛尔(心得宁)	兴奋心肌
	β_2	平滑肌	丁氧胺(心得乐)	抑制平滑肌(舒张平滑肌)
	β_3	脂肪	—	脂肪分解↑
多巴胺	D 受体		派迷清	参与躯体运动、精神情绪、垂体内分泌、心血管调节
5-羟色胺	5-HT 受体		肉桂硫胺	
γ-氨基丁酸	GABA 受体		荷包牡丹碱	
阿片	阿片受体		纳洛酮	抑制性调制

5. 递质—受体激活机制(见表 10-15)。

表 10-15 递质及其受体的作用机制

递质	受体	第二信使	通道效应	递质	受体	第二信使	通道效应
ACh	N_1、N_2	—	↑Na^+、↑K^+	腺苷	A_1	↓cAMP	↑K^+、↓Ca^{2+}
	M_1、M_3、M_5	↑IP_3、DG	↑Ca^{2+}		A_{2A}、A_{2B}	↑cAMP	
	M_2、M_4	↓cAMP	↑K^+		A_3	↓cAMP	
DA	D_1、D_5	↑cAMP		ATP	P2X	—	↑Na^+、K^+、Ca^{2+}
	D_2	↓cAMP	↑K^+、↓Ca^{2+}		P2Y	↑IP_3、DG	↑Ca^{2+}
	D_3、D_4	↓cAMP		谷氨酸	$mGluR_1$、$mGluR_3$	↑IP_3、DG	↑Ca^{2+}
NE	α_1	↑IP_3、DG	↓K^+		$mGluR_2$、$mGluR_4$	↓cAMP	
	α_2	↓cAMP	↑K^+、↓Ca^{2+}		$mGluR_4$、$mGluR_6$	↓cAMP	
	β_1、β_2、β_3	↑cAMP			$mGluR_7$、$mGluR_8$		
5-HT	$5-HT_{1A}$	↓cAMP	↑K^+		AMPA、KA		↑Na^+、K^+
	$5-HT_{1B}$	↓cAMP			NMDA		↑Na^+、K^+、Ca^{2+}
	$5-HT_{1D}$	↓cAMP	↓K^+	GABA	$GABA_A$、$GABA_C$	—	↑Cl^-
	$5-HT_{2A}$	↑IP_3、DG	↓K^+		$GABA_B$ 突触前	↑IP_3、DG	↑K^+、↓Ca^{2+}
	$5-HT_{2C}$	↑IP_3、DG			$GABA_B$ 突触后	↓cAMP	↑K^+
	$5-HT_3$	—	↑Na^+	甘氨酸	甘氨酸受体	—	↑Cl^-
	$5-HT_4$	↑cAMP					

6.胆碱能受体与肾上腺素能受体分布及作用（见表 10-16）。

表 10-16　胆碱能受体与肾上腺素能受体分布及作用

效应器		胆碱能系统		肾上腺素能系统	
		受体	效应	受体	效应
自主神经节		N_1	节前—节后兴奋传递		
眼	虹膜环行肌	M	收缩（缩瞳）		
	虹膜辐射状肌			α_1	收缩（扩瞳）
	睫状体肌	M	收缩（视近物）	β_2	舒张（视远物）
心	窦房结	M	心率减慢	β_1	心率加快
	房室传导系统	M	传导减慢	β_1	传导加快
	心肌	M	收缩力减弱	β_1	收缩力增强
	冠状动脉	M	舒张	α_1	收缩
				β_2	舒张（为主）
血管	皮肤黏膜血管	M	舒张	α_1	收缩
	骨骼肌血管	M	舒张[1]	α_1	收缩
				β_2	舒张（为主）
	脑血管	M	舒张	α_1	收缩
	腹腔内脏血管			α_1	收缩（为主）
				β_2	舒张
	唾液腺血管	M	舒张	α_1	收缩
支气管	平滑肌	M	收缩	β_2	舒张
	腺体	M	促进分泌	α_1	抑制分泌
				β_2	捉进分泌
胃肠	胃平滑肌	M	收缩	β_2	伸张
	小肠平滑肌	M	收缩	α_2	舒张[2]
				β_2	舒张
	括约肌	M	舒张	α_1	收缩
	腺体	M	促进分泌	α_2	抑制分泌
膀胱	逼尿肌	M	收缩	β_2	舒张
	三角区和括约肌	M	舒张	α_1	收缩
皮肤	汗腺	M	促进温热性发汗[1]	α_1	促进精神性发汗
	竖毛肌			α_1	收缩
代谢	糖酵解			β_2	加强
	脂肪分解			β_3	加强
胆囊和胆道		M	收缩	β_2	舒张

续表

效应器	胆碱能系统		肾上腺素能系统	
	受体	效应	受体	效应
输尿管平滑肌	M	收缩	α_1	收缩
唾液腺	M	分泌大量稀薄唾液	α_1	分泌少量黏稠唾液
子宫平滑肌	M	可变[3]	α_1	收缩(有孕)
			β_2	舒张(无孕)

注:(1)交感节后胆碱能纤维支配;
　(2)胆碱能纤维突触前调制 ACh 释放;
　(3)因月经周期、女性激素、妊娠变化。

四、神经系统的感觉功能

(一)脊髓的感觉

1.浅感觉传导路(见图 10-8)。

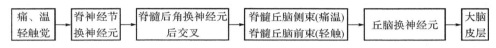

图 10-8　浅感觉传导路

2.深感觉传导路(图 10-9)。

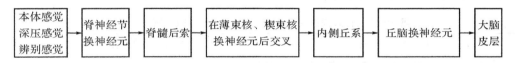

图 10-9　深浅感觉传导路

3.损伤:

(1)脊髓半离断时,离断对侧→浅感觉障碍;离断同侧→深感觉障碍。

(2)脊髓空洞时,轻触觉保留,痛温觉消失→痛温觉与轻触觉分离。

4.浅感觉与深感觉的区别(见表 10-17)。

表 10-17　浅感觉与深感觉的区别

比较项目	浅感觉	深感觉
传导感觉	皮肤、黏膜的痛、温觉、轻触觉	肌肉本题感觉、深部压觉、辨别觉
第一级神经元	脊神经节	脊神经节
第二级神经元	脊髓后角细胞	延髓薄核、楔核
第三级神经元	丘脑外侧核	丘脑外侧核
纤维交叉部位	脊髓	延髓
脊髓半离断症状	对侧节段双侧痛温觉障碍	同侧深感觉和辨别觉障碍
脊髓空洞症状	相应节段双侧痛温觉障碍,轻触觉基本不受影响	辨别觉不受影响

（二）丘脑的感觉

1. 丘脑的核团类型及其功能（见表10-18）。

表 10-18　丘脑的核团及其功能

丘脑主要核团	主要传入纤维	主要投射区	功能
感觉接替核（Ⅰ类）			
后外侧腹核	脊髓丘脑束和内侧丘系的换元站	大脑皮层感觉区	传导躯体感觉
后内侧腹核	三叉丘系的换元站	大脑皮层感觉区	传导面部感觉
内侧膝状体	听觉传入纤维换元站	大脑皮层听区	听觉
外侧膝状体	视觉传入纤维换元站	大脑皮层视区	视觉
联络核（Ⅱ类）			
丘脑前核	下丘脑乳头体纤维的换元站	大脑皮层扣带回	参与内脏活动的调节
腹外侧核	小脑、苍白球、腹后核的纤维	大脑皮层运动区	参与肌肉运动的调节
丘脑枕核	内侧膝状体、外侧膝状体的纤维	中间联络区	参与感觉的联系和协调
髓板内侧核群（Ⅲ类）			
中央中核	脑干网状结构	整个大脑皮层	维持觉醒，处理痛觉信息
束旁核	脑干网状结构	整个大脑皮层	维持觉醒，处理痛觉信息
中央外侧核	脑干网状结构	整个大脑皮层	维持觉醒，处理痛觉信息

2. 感觉投射系统。

感觉投射系统分成特异投射系统和非特异投射系统，其区别见表10-19。

表 10-19　特异投射系统和非特异投射系统的区别

	特异投射系统	非特异投射系统
定义	特定感觉（嗅觉除外）→丘脑（Ⅰ类、Ⅱ类）特异投射→大脑皮层	特异性系统→脑干网状结构→丘脑（Ⅲ类）弥散投射→大脑皮层
特点	具有点对点投射； 三级换元：→脊N节→脊后角或薄束核、楔束核→丘脑→皮层； 终止于皮层第四层； 阈下兴奋易总和，产生扩布兴奋； 由丘脑感觉接替核、联络核完成	不具有点对点投射； 多级换元：→脑干网状结构（多次换元）→丘脑髓板内核群→皮层； 终止于皮层各层； 阈下兴奋不易总和，改变N元兴奋状态； 由丘脑髓板内核群完成
作用	产生特定感觉，触发大脑皮层产生冲动	不产生特定感觉，维持觉醒和皮层兴奋状态，称为脑干网状结构上行激动系统

（三）皮层感觉

1. 大脑皮层结构特征（见表10-20）。

表 10-20　大脑皮层结构特征

皮层	细胞分层
古皮层（半球内侧面）	分子层、锥体细胞层、多形细胞层
新皮层（半球外侧面）	分子层、外颗粒层、外锥体细胞层、内颗粒细胞层、内锥体细胞层、多形细胞层

感觉柱:大脑体表感觉区皮层细胞呈纵向柱状排列,构成感觉皮层的最基本功能单位。

2.大脑皮层的特异感觉代表区:

大脑皮层的特异感觉代表区的分布见表10-21。

表 10-21 大脑皮层的特异感觉代表区的分布

感觉代表区	分 布	特 点
体表感觉区		
第一感觉区	中央后回(3—1—2区)	躯体交叉投射,头面部双侧投射; 倒置安排,但头面部内侧正立安排; 投射区域与精细灵敏度有关
第二感觉区	中央前回与岛叶间	双侧投射分布正立,定位差
本体感觉	中央前回(4区)	
内脏感觉	中央前回与岛叶间; 皮层两半球纵裂侧壁; 边缘脑	
视觉	枕叶距状裂上下缘	
听觉	颞横回、颞上回(41、42区)	双侧投射,以对侧为主
嗅觉	边缘叶前底部	
味觉	中央后回头面部感觉区下侧	

(四)痛觉

1.定义:机体受到伤害性刺激引起的不愉快感觉,常伴有情绪和防御反应称为痛觉。

2.种类:皮肤痛、内脏痛。

3.皮肤痛。

(1)类型。

1)快痛:尖锐痛、定位准、出现快、消失快。

2)慢痛:烧灼痛、定位不准、出现慢、消失慢,常伴心率↑、血压↑、呼吸和情绪变化。

(2)传导路(见图10-10)。

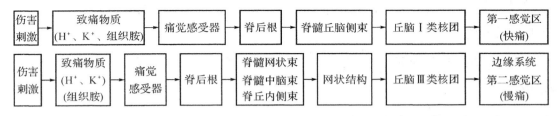

图 10-10 快痛和慢痛的传导路

4.内脏痛。

(1)定义:因牵拉、缺血、炎症、痉挛、化学刺激引起的内脏疼痛称为内脏痛。

(2)特点:①缓慢持久;②定位不准;③对牵拉、缺血、炎症、痉挛、化学刺激敏感;④对切割、烧灼、电刺激不敏感;⑤可引起牵涉痛。

5.牵涉痛。

(1)定义:内脏疾病引起体表部位疼痛或痛觉过敏称为牵涉痛。

(2)机制。

1)会聚说:内脏器官与感觉传入会聚同一脊髓神经元,将内脏痛传入误为体表传入。

2)易化说:内脏传入冲动使脊髓接受体表传入冲动神经元的兴奋性↑,轻度躯体痛觉传入脊髓,易产生躯体痛觉。

6.皮肤痛与内脏痛的区别(见表10-22)。

表 10-22　皮肤痛与内脏痛的区别

比较项目	皮肤痛	内脏痛
敏感刺激	切割、烧灼	牵拉、缺血、炎症、痉挛、化学刺激
感受器分布	密集	稀疏
传入通路	新脊丘束或旁中央上行系统	多途径
痛产生速度	快或较快	慢
痛持续时间	短或较短	较长
对痛的定位	精确或较精确	不精确
对痛刺激分辨力	很强或较强	差
牵涉痛	无	有

(五)特殊感觉

1.视觉传导路:视网膜神经节细胞→视神经→鼻侧视神经交叉(颞侧视神经不交叉)→视束→外侧膝状体换神经元→膝状体距状束→视中枢(距状裂)。

视网膜内部分布与视中枢的投射关系见表10-23。

表 10-23　视网膜内部分布与视中枢的投射关系

投射关系	投射关系
视网膜上半部→距状裂上缘	视网膜中央凹黄斑区→距状裂后部
视网膜下半部→距状裂下缘	视网膜周边部→距状裂前部

2.听觉传导路:

听神经→耳蜗神经核换元 大部分交叉 / 小部分不交叉 →上橄榄核换元→外侧丘系→内侧膝状体→听皮层中枢。

五、神经系统的躯体运动功能

(一)脊髓的躯体运动功能

1.脊髓的运动神经元(见表10-24)和运动单位。

表 10-24 脊髓的运动神经元

类型	信息源	传出纤维	支配/递质	作用
α运动神经元	高位中枢下行信息 脊髓后根传入信息	α传出纤维	梭外肌/ACh	直接发动肌肉收缩
γ运动神经元	高位中枢下行信息	γ传出纤维	梭内肌/ACh	调节肌梭敏感性
β运动神经元			梭内肌、梭外肌	

运动单位：α运动神经元所支配的肌纤维组成的功能单位称为运动单位。

2. 脊休克。

(1)定义：脊髓与高位中枢离断后，离断以下脊髓所支配的部分，暂时丧失一切反射活动，呈现无反应状态称为脊休克。

(2)临床表现：①感觉和随意运动丧失；②血压下降；③肌张力下降；④发汗停止；⑤大小便潴留。

(3)产生原因（机制）：离断脊髓失去高位中枢的易化作用。

3. 脊髓的躯体反射（见表 10-25）。

表 10-25 脊髓的躯体反射

名称	定义	中枢	生理意义
屈肌反射	躯体受伤害性刺激一侧肢体屈肌收缩，伸肌舒张	脊髓	起保护作用
对侧伸肌反射	强烈伤害性刺激引起同侧肢体屈曲，对侧肢体伸直	脊髓	维持身体平衡
牵张反射	牵拉骨骼肌，反射性引起被牵拉的同一肌肉收缩	脊髓	姿势反射，调节和维持肌紧张

4. 牵张反射。

(1)定义：有神经支配的骨骼肌受外力牵拉伸长时，反射性引起被牵拉的同一肌肉收缩。

(2)类型。

腱反射与肌紧张的区别见表 10-26。

表 10-26 腱反射与肌紧张的区别

类型	腱反射	肌紧张
定义	快速牵拉肌腱发生的牵张反射	缓慢持续牵拉肌腱发生的牵张反射
性质	位相性牵张反射	紧张性牵张反射
刺激	快速、短暂牵拉	持续、缓慢牵拉（重力作用）
收缩成分	快肌纤维	慢肌纤维为主
收缩特点	同步快速收缩	持续交替收缩
传入神经纤维	Ⅰb类	Ⅰa类、Ⅱ类
反射弧特点	单突触反射	多突触反射
生理意义	辅助诊断	维持姿势；辅助诊断
举例	膝反射、跟腱反射	姿势反射的基础

（3）产生机理（反射弧）：

拉长肌肉→肌梭（＋）→Ⅰa，Ⅱ传入纤维→脊髓前角α运动神经元（＋）→α传出纤维→梭外肌收缩→牵张反射产生→腱器官（＋）→Ⅰb传入纤维→中间抑制神经元（＋）→α运动神经元（－）→肌肉收缩（－），防止肌肉过度牵拉受损（称为反牵张反射）；

γ环路：高位中枢冲动/或肌梭（＋）→Ⅰa，Ⅱ传入纤维→脊髓前角γ运动神经元→γ传出纤维→梭内肌收缩→肌梭敏感性↑→Ⅰa传入纤维→脊髓前角α运动神经元兴奋性改变→肌肉收缩敏感性↑。

（4）感受器。

肌梭与腱器官的区别见表10-27。

表 10-27　肌梭与腱器官的区别

感受器	肌梭	腱器官
感受器性质	长度感受器	张力感受器
传入纤维	Ⅰa类，Ⅱ类	Ⅰb类
传出纤维	α传出，γ传出	
与梭外肌关系	并联	串联
对α运动神经元作用	兴奋	抑制

（5）梭内肌的核袋纤维与核链纤维的区别（见表10-28）。

表 10-28　核袋纤维与核链纤维的区别

比较项	核袋纤维	核链纤维
传入纤维	Ⅰa类	Ⅰa类，Ⅱ类
传出纤维	核袋1接受γ$_1$及β纤维支配，末梢呈板状；核袋2接受γ$_2$支配，末梢呈蔓条状	接受γ$_2$支配，末梢呈蔓条状
特性	发放冲动频率高；收缩缓慢；高频冲动易致强直收缩；对快速牵拉敏感；中央感受区弹性好，易变性	发放冲动频率低；收缩快速；低频冲动易致强直收缩；对缓慢牵拉敏感；全长变性一致，快速牵拉不易刺激中央感受

（6）脊髓前角运动神经元与牵张反射的关系（见图10-11）。

$$脊髓前角运动神经元\begin{cases}α运动神经元→支配骨骼肌(梭外肌)\begin{cases}快肌纤维→引起腱反射\\慢肌纤维→引起肌紧张\end{cases}\\γ运动神经元→支配肌梭(梭内肌)→肌梭作用：↑牵张反射敏感性\end{cases}$$

图 10-11　脊髓前角运动神经元与牵张反射的关系

（二）脑干对躯体运动的调节

1.脑干对肌紧张的调节。

（1）脑干对脊髓运动神经元的作用。

1）易化区：①延髓网状结构背外侧；②脑桥中脑被盖；③中央灰质；④底丘脑。

2）抑制区：①延髓网状结构腹内侧；②皮层运动区；③尾状核；④小脑蚓部。

3）作用：主要加强伸肌肌紧张。

4）途径：α运动神经元，γ运动神经元。

大脑皮层、延髓前庭核、小脑前叶两侧→（＋）脑干网状结构易化区→α、γ运动神经元（＋）→肌紧张↑；

皮层运动区、尾状核、小脑前叶蚓部→（＋）脑干网状结构抑制区→γ运动神经元（－）→肌紧张↓。

（2）去大脑僵直。

1）定义：在大脑上、下丘之间切断脑干，动物出现四肢伸直、脊柱挺硬、头尾昂起等伸肌亢进现象。

2）表现：①头后仰；②四肢僵硬伸直；③上臂内旋；④手指屈曲。

3）机制：脑干网状结构抑制区失去高位中枢（皮层、纹状体）的始动作用，下行抑制作用↓，易化作用占优势，使伸肌肌紧张亢进而引起。

4）类型。

α僵直：高位中枢冲动提高α运动神经元的活动，导致肌紧张加强而僵直称为α僵直。

γ僵直：高位中枢冲动提高γ运动神经元的活动，使肌梭敏感性提高转而加强α运动神经元的活动致肌紧张加强而僵直称为γ僵直。

α僵直与γ僵直的区别见表10-29。

表10-29　α僵直与γ僵直的区别

比较项目	α僵直	γ僵直
下行束	前庭脊髓束	网状脊髓束
增强神经元活动	主要加强α运动神经元活动	主要加强γ运动神经元活动
去大脑僵直的主要部分	不是	是
切断脊髓背根	α僵直不消失	γ僵直消失
与Iα纤维关系	无关	有关
是否通过γ环路	不经过	经过
切断背根后再去小脑前叶	α僵直可重现	γ僵直不会重现
再切断听神经或损毁前庭核	α僵直又消失	γ僵直无影响

5）去大脑僵直属于γ僵直。

6）临床：蝶鞍上囊肿→去皮层僵直（下肢伸肌僵直和上肢半屈状态）；肿瘤压迫中脑→去大脑僵直。

2.脑干对姿势反射的调节。

（1）状态反射：头部和躯干的位置变化反射性引起躯体肌紧张的改变称为状态反射。

（2）迷路紧张反射：内耳椭圆囊、球囊冲动对躯体伸肌肌紧张的调节反射。

（3）颈紧张反射：颈部扭曲时，引起的四肢伸肌肌紧张的调节反射。

（4）翻正反射：动物被推倒后，经一系列反射恢复正常姿势的反射称为翻正反射。

（三）小脑

根据小脑传入、传出神经纤维联系，将小脑分为前庭小脑、脊髓小脑和皮层小脑（见表10-30）。

表 10-30　小脑的分类、功能、传导途径及损伤症状

分叶	组成	功能	传导途径	损伤症状
前庭小脑（古小脑）	绒球小结叶	维持身体平衡	前庭器官→前庭核→绒球小结叶→前庭核→脊髓运动 N 元→骨骼肌	站立不稳,平衡失调
脊髓小脑（旧小脑）	前叶＋后叶中间带	调节肌紧张	前叶两侧经易化区加强肌紧张,蚓部或前庭外侧核经抑制区肌紧张↓	意向性震颤（动作性震颤）,小脑共济失调
皮层小脑（新小脑）	后叶外侧	协调随意运动	皮层→脑桥核→小脑后叶→齿状核→丘脑外侧腹核→皮层运动区	丧失精巧运动能力

（四）基底神经节

1.组成（见图 10-12）。

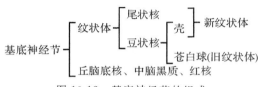

图 10-12　基底神经节的组成

2.功能:①调节随意运动的稳定性;②控制肌紧张;③处理本体感觉传入信息。

3.黑质多巴胺功能（见图 10-13）。

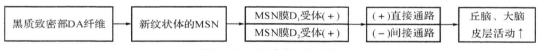

图 10-13　黑质多巴胺功能

4.基底神经节的传导通路:直接通路与间接通路（见图 10-14）。

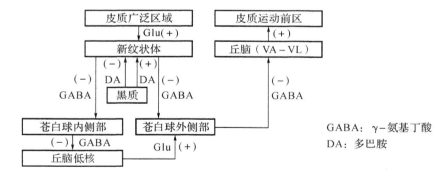

图 10-14　基底神经节的传导通路

5.基底神经节损伤。

帕金森病与亨廷顿病的区别见表 10-31。

表 10-31 帕金森病与亨廷顿病的区别

损伤	病变部位	发病机制	临床表现	治疗
震颤麻痹（帕金森病）	中脑黑质	黑质 DA 神经元变性受损→运动皮层活动减弱	肌紧张↑,肢体僵直,运动过少,表情呆板,静止性震颤	DA 受体激动剂、L-多巴、M 受体阻断剂
舞蹈病（亨廷顿病）	新纹状体	纹状体 GABA 神经元变性受损→运动皮层活动↑	肌紧张↓,运动过多	利舍平

（五）皮层对躯体运动的调节

1.皮层运动区和运动柱。

（1）皮层运动区分布与特点见表 10-32。

表 10-32 皮层运动区分布与特点

皮层运动区	特 点
主要运动区:中央前回(4、6 区)	交叉支配,头面不双侧支配(下部面肌、舌肌除外); 功能定位倒置安排,但头面部内侧正立分布; 运动代表区域与精细灵敏度有关
运动辅助区:大脑半球纵裂侧壁	双侧性支配,引发运动需较强刺激。

（2）运动柱:在大脑皮层运动区的垂直切面上,细胞呈纵向柱状排列,组成大脑皮层的基本功能单位。

2.锥体系和锥体外系的区别（见表 10-33）。

表 10-33 锥体系和锥体外系的区别

比较项	锥体系	锥体外系
含义	由皮层运动区锥体细胞发出下行纤维至脊髓和脑干的传导束	锥体系以外调节躯体运动的中枢神经结构
通路	皮质脊髓束 皮质脑干束	皮质起源的锥体外系 旁锥体系
突触联系	单突触联系	多突触联系
功能	发动随意运动;调制脊髓前角运动神经元及中间神经元的兴奋性;对脊髓第一感觉传导站的突触前抑制	调节肌紧张,配合锥体系协调肌群运动

3.上、下运动神经元损伤。

上运动神经元麻痹与下运动神经元麻痹的区别见表 10-34。

表 10-34 上运动神经元麻痹与下运动神经元麻痹的区别

类型／项目	上运动神经元麻痹（硬瘫、痉挛性瘫、中枢性瘫）	下运动神经元麻痹（软瘫、萎缩性瘫、外周性瘫）
腱反射	增强	减弱或消失
麻痹范围	常为广泛	常为局限
病理反射	巴彬斯基阳性	无

续表

类 型 项 目	上运动神经元麻痹 (硬瘫、痉挛性瘫、中枢性瘫)	下运动神经元麻痹 (软瘫、萎缩性瘫、外周性瘫)
损伤部位	上运动神经元: 皮层运动区、锥体系、锥体外系	下运动神经元: 脊髓前角、脑神经运动核
浅反射	减弱或消失	增强
肌萎缩	不明显	明显(神经营养作用丧失)
肌紧张	过强、痉挛	减弱、松弛

六、神经系统对内脏活动的调节

(一)自主神经系统

1.定义:支配内脏器官的传出神经即内脏运动神经称为自主神经或植物性神经。

2.类型:交感神经和副交感神经。

3.交感神经与副交感神经的区别(见表10-35)。

表 10-35　交感神经与副交感神经的区别

	交感神经	副交感神经
中枢部位	胸1～腰3灰质侧角	脑干第Ⅲ、Ⅶ、Ⅸ、Ⅹ脑神经的神经核 骶髓2～4灰质中间外侧柱
神经节	靠近中枢(椎旁N节、椎前N节)	靠近效应器(器官内N节、器官旁N节)
节前纤维	短	长
节后纤维	长	短
节前与节后神经元突触联系	节前:多个节后神经元 (1:11～17)	节前:少数节后神经元 1:2(或更少)
节后纤维释放递质	去甲肾上腺素(NA)	乙酰胆碱(ACh)
分布范围	广泛 内脏、血管、汗腺、立毛肌	局限 汗腺、立毛肌、肾上腺髓质无副交感神经分布
生理意义	参与应急反应	保护作用。促进消化,积蓄能量,加强排泄和生殖等休整恢复的调整过程

4.自主神经的主要功能。

交感神经与副交感神经主要生理功能的区别见表10-36。

表 10-36　交感神经与副交感神经主要生理功能的区别

器官	交感神经	副交感神经
心脏 血管	心率↑、心肌收缩力↑ 收缩血管(肾上腺素能) 肌肉血管收缩或舒张	心率↓,心房肌收缩力↓ 小部分血管舒张(软脑膜动脉、外生殖器血管)
呼吸	支气管平滑肌舒张	支气管平滑肌收缩

续表

器官	交感神经	副交感神经
消化	消化管运动↓(胃肠平滑肌舒张) 消化腺分泌↓(抑制胆囊活动) 括约肌收缩	消化管运动↑(胃肠平滑肌收缩) 消化腺分泌↑(胆囊收缩) 括约肌舒张
泌尿	逼尿肌舒张;括约肌收缩	逼尿肌收缩;括约肌舒张
生殖	收缩有孕子宫,舒张无孕子宫	—
眼	瞳孔扩大	瞳孔缩小
皮肤	汗腺分泌;竖毛肌收缩	
代谢	肾上腺髓质激素分泌↑;胰岛素分泌↓	胰岛素分泌↑

5.自主神经的作用特征。

(1)双重支配效应器:除汗腺、肾上腺髓质、皮肤、肌肉血管仅由交感神经支配外,大多数组织受交感和副交感神经双重支配。

(2)拮抗作用:除唾液腺以外,交感与副交感神经作用相反。

(3)协同作用:交感、副交感神经对支配器官作用协同一致,但有一者占优势。如:交感神经使唾液黏稠;副交感神经使唾液稀薄。

(4)紧张性支配作用:静息状态下,交感、副交感神经经常发放低频冲动,维持效应器的轻度活动。

(二)脊髓对内脏功能的调节

脊髓是某些内脏反射的初级中枢。如:血管反射、发汗反射、排尿和排便反射、勃起反射等。

(三)低位脑干对内脏功能的调节

低位脑干是某些内脏活动中枢。延髓是基本生命中枢(循环、呼吸);中脑是瞳孔对光反射中枢。

(四)下丘脑

1.形态结构。

前区:视前核、视上核、视交叉上核、室旁核、下丘脑前核。

内侧区(结节区):腹内侧核、背内侧核、结节核、灰白结节、弓状核、结节乳头体核。

外侧区:下丘脑外侧核。

后区:下丘脑后核、乳头体核。

2.神经联系(见图10-15)。

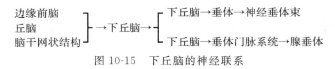

图 10-15 下丘脑的神经联系

3.生理功能(见表10-37)。

表 10-37　下丘脑的生理功能

生理功能	内容简述
体温调节作用	下丘脑的视前区/下丘脑前部（PO/AH）是体温调节中枢的基本部位。PO/AH 包括温度感受器和控制产热、散热的整合作用
调节水平衡	下丘脑视上核、室旁核分泌抗利尿激素（ADH）。ADH 经下丘脑—神经垂体束到神经垂体储存、释放入血，作用于肾脏调节水平衡。下丘脑前部存在渗透压感受器
调节腺垂体分泌功能	下丘脑合成、分泌 9 种下丘脑调节性多肽（TRH、GnRH、GHRIH、GHRH、CRH、MRF、MIF、PRF、PIF）控制腺垂体的分泌
控制生物节律作用	下丘脑视交叉上核是调控日节律活动中心
摄食行为的调节	下丘脑外侧区为摄食中枢；下丘脑腹内侧区为饱中枢。血糖调节摄食中枢和饱中枢活动，摄食中枢和饱中枢两者交互抑制
调节情绪和行为反应	下丘脑腹内侧区有防御反应区；下丘脑背侧区有逃避反应区。下丘脑参与情绪反应、防御反应、逃避反应、性行为等。假怒是间脑动物易出现交感神经兴奋亢进现象，表现为张牙舞爪、搏斗现象；产生原因：下丘脑失去杏仁核的调节作用
调节内脏活动	下丘脑是调节内脏活动教高级中枢。下丘脑内侧、腹侧与交感反应有关；下丘脑外侧与副交感神经有关

4.生物节律。

（1）定义：机体内各种活动按一定时间顺序发生变化的周期节律称为生物节律。

（2）类型（见表 10-38）。

表 10-38　生物节律三类型

类型	高频节律	中频节律	低频节律
周期	低于一天的节律	日周期	周期长于一天的节律
举例	心动周期、呼吸周期	血液细胞数、体温、ACTH 分泌	月经周期

（五）大脑皮层对内脏活动的调节

大脑皮层对内脏调节通过新皮层和边缘系统实现。

1.边缘系统的组成（见图 10-16）。

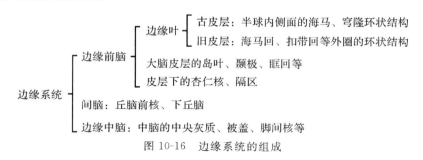

图 10-16　边缘系统的组成

2.边缘系统的功能。

（1）产生动机、调节行为和情绪。

边缘系统的杏仁核是产生动机关键部位，对防御、行为、摄食行为、性行为、奖赏和惩罚行为和情绪反应有重要调节作用。

杏仁核的皮层内侧核群(-)、基底外侧核群(+)→下丘脑腹内侧核→防御反应区、饱中枢。

当杏仁核被破坏产生假怒和肥胖。

(2)参与学习记忆。海马环路:海马→穹隆→乳头体→丘脑前核→扣带回→海马。

(3)调制感觉信息作用:扣带回、眶回、杏仁核有调制视觉、听觉、触觉、痛觉的作用。

七、脑电与觉醒、睡眠

(一)脑电图

脑电图的类型、记录和来源见表10-39。

表 10-39　脑电图的类型、记录和来源

脑波	频率[Hz]	波幅[μV]	部位	记录条件	来　源
α	8~13	20~100	枕叶	清醒、安静、闭目	丘脑非特异投射系统同步化
β	14~30	5~20	额叶、顶叶	睁眼、皮层兴奋	皮层与丘脑之间活动去同步化
θ	4~7	100~150	颞叶、顶叶	困倦	皮层抑制、异常脑组织电活动
δ	0.5~3.5	20~200		睡眠、麻醉	皮层抑制、异常脑组织电活动

α梭形:α波幅先由小逐渐变大,后由大变小的梭形表现称为α梭形。

α波阻断:当睁眼或其他刺激时,α波消失呈现快波的现象称为α波阻断。

脑电波形成机制:皮层表面的电变化由突触后电位的总和形成。

(二)脑诱发电位(平均诱发电位)

1.定义:利用计算机叠加平均技术,引出的脑诱发电位。

2.体感诱发电位的波形与来源(见表10-40)。

表 10-40　体感诱发电位的波形与来源

波名	P9(正波)	P11(正波)	P13 和 P14(正波)	N20(负波)
来源	正中神经	脑干或颈脊髓	脑干内侧丘系	丘脑

3.意义:诊断神经中枢损伤位置。

(三)觉醒

觉醒与脑干网状结构上行激动系统有关,分为脑电觉醒和行为觉醒(见表10-41)。

表 10-41　觉醒的类型、机制和脑电表现

类型	机　制	脑电表现
脑电觉醒	蓝斑核 NE 系统;上行激动系统(ACh 系统)	脑电去同步化快波(脑电低幅快波)
行为觉醒	黑质多巴胺系统	

(四)睡眠

1.睡眠的时相与分期。

慢波睡眠和快波睡眠的脑电特征见表10-42。

表 10-42　慢波睡眠和快波睡眠的脑电特征

	睡眠分期	脑电图特征
慢波睡眠	NREM-Ⅰ（入睡期）	α 波逐渐减少，呈现低幅 θ 波和 β 波，脑电波平稳
	NREM-Ⅱ（浅睡期）	在 θ 波背景呈现睡眠梭形波（σ 波）和 κ 复合波（δ 波和 σ 波复合）
	NREM-Ⅲ（中度睡眠期）	出现高频 δ 波占 20%～50%
	NREM-Ⅳ（深度睡眠期）	呈现连续高频 δ 波超过 50%
快波睡眠		呈现不规则 β 波

2.正相睡眠与异相睡眠的比较（见表 10-43）。

表 10-43　正相睡眠与异相睡眠的区别

比较项目	正相睡眠（慢波睡眠、非快眼动睡眠）	异相睡眠（快波睡眠、快眼动睡眠）
脑电表现	同步化慢波（高振幅慢波）	去同步化快波（低振幅快波）
主要表现	感觉↓、反射↓、肌张力↓、体温↓、血压↓、代谢率↓、尿量↓、呼吸缓慢均匀、副交感神经占优（发汗↑）胃液↑，生长素↑	感觉↓↓、肌肉松弛、阵发性躯体抽动、血压↑、心率↑、呼吸不整、脑内蛋白质合成↑、做梦
唤醒阈	低	高
眼球快速运动	不出现	出现
唤醒主诉做梦者	少	多
生理意义	有利于消除疲劳、恢复体力、促进生长	有利于学习记忆，促进精力恢复，促进婴幼儿 N 发育与成熟
机制	相关脑区： 下丘脑后部、丘脑髓板内核群邻旁区与丘脑前核的间脑区域； 脑干尾端网状结构（脑干上行抑制系统）； 视前区和 Broca 斜带区的基底前脑； 递质：5-TH 抑制睡眠；腺苷、PGD_2 促进睡眠	PGO 锋电位：在脑桥—外侧膝状体—枕叶记录的锋电位，为异相睡眠的启动电位 核团与递质： 中缝核/5-羟色胺 蓝斑核/去甲肾上腺素

八、脑的高级功能

（一）条件反射

1.形成。

（1）定义：无关刺激（铃声）与非条件刺激（食物）反复强化后，使用单独无关刺激（铃声）同样引起反射（唾液分泌）称为条件反射，即条件刺激引起的反射。

（2）条件刺激：无关刺激成为非条件刺激（食物）的信号称为条件刺激。

（3）形成条件反射的条件是强化。强化是无关刺激与非条件刺激的反复结合。

（4）形成机制：条件刺激神经通路与非条件刺激神经通路的暂时性联系。

（5）泛化：与条件刺激相似的刺激产生阳性反应称为条件反射泛化。

（6）分化：对强化刺激有反应，对不强化的刺激无反应称为条件反射分化。

（7）消退：如果条件刺激不反复强化，条件反射逐渐减弱或消失称为条件反射消退。

（8）生物学意义：提高机体对环境的适应性。

2.人类的条件反射——大脑皮层的两种信号系统。

第一信号系统与第二信号系统的区别见表 10-44。

表 10-44　第一信号系统与第二信号系统的区别

类别	第一信号系统	第二信号系统
定义	对具体信号发生反应的大脑皮层功能系统	对抽象信号发生反应的大脑皮层功能系统
特点	动物、人类共有	人类特有
举例	铃声对人和犬能建立唾液分泌的条件反射	语言、文字对人心理、生理活动的影响

（二）记忆

1.定义:学习到的信息储存和读出的神经活动过程称为记忆。

2.过程:短时记忆与长时记忆的区别见表 10-45。

表 10-45　短时记忆与长时记忆的区别

记忆过程	短时记忆		长时记忆	
	感觉记忆	第一级记忆	第二级记忆	第三级记忆
定　义	信息暂存大脑皮层感觉区	形成印象、形象和语言符号等	形成持久储存系统	形成永久记忆（名字、手艺）
记忆时间	小于 1s	大于数秒	数分～数年	永久
学习记忆形成机制	神经元活动后作用（后放电）	神经元环路联系海马环路；长时程增强	脑内蛋白质合成；增强记忆递质:ACh、NE、E、GABA、加压素；降低记忆递质:抗胆碱药、利舍平、催产素、脑啡肽	脑内建立新突触联系
意　义	记忆最简单形式	学习记忆神经学基础		建立永久记忆

（三）遗忘（记忆障碍）

顺行遗忘与逆行遗忘的区别见表 10-46。

表 10-46　顺行遗忘与逆行遗忘的区别

	顺行遗忘	逆行遗忘
定义	不能保留新近获得信息（新信息遗忘）	正常脑功能障碍之前的记忆丧失（旧信息遗忘）
特点	近事易忘,远期记忆尚存	事故前记录丧失,自己名字能记住
实例	慢性酒精中毒	麻醉、脑震荡、电击（非特异性脑疾患）
机制	不能转入第二级记忆,海马功能受损	第二级记忆紊乱,第三级记忆不受影响

（四）语言中枢

语言中枢的功能、部位与损伤后表现见表 10-47。

表 10-47　语言中枢的功能、部位与损伤后表现

语言代表区	功能	部位	损伤后语言障碍				
			症状	讲话	听懂	读懂	写字
语言运动区	说话	中央前回下前	运动性失语症	不能	能	能	能
语言听觉区	听懂话	颞上回后部	感觉性失语症	能	不能	能	能
语言视觉区	阅读	角回	失读症	能	能	不能	能
语言书写区	书写	额中回后部	失写症	能	能	能	不能

（五）一侧优势

1.定义：人脑的高级（语言）功能向一侧半球集中的现象称为一侧优势或优势半球。

2.类型。

主要半球与次要半球的区别见表 10-48。

表 10-48　主要半球与次要半球的区别

类型	定位	功能	障碍（损伤）	成因
主要半球（优势半球）	左半球	语言功能（文字识别、书写、精确计算、理性思考）	语言功能紊乱	遗传
次要半球	右半球	非词语认识功能（音乐欣赏、空间识别、深度知觉、触觉等）	穿衣失用症	生活实践 用右手习惯

形成时间：10～12 岁逐步建立，成人后形成。

证据：裂脑实验（胼胝体切断术）→视觉认识与语言活动分离。

【概念】

1. 轴浆运输（axoplasmic transport）；

2. 神经营养作用（nerve trophic action）；

3. p75^{NTR}；

4. 突触（synapse）；

5. 曲张体（varicosity）；

6. 非突触性化学传递（non-synaptic chemical transmission）；

7. 兴奋性突触后电位（excitatory postsynaptic potential，EPSP）；

8. 抑制性突触后电位（inhibitory postsynaptic potential，IPSP）；

9. 中枢延搁（central delay）；

10. 中枢抑制（central inhibition）；

11. 突触前抑制（presynaptic inhibition）；

12. 突触后抑制（postsynaptic inhibition）；

13. 传入侧支抑制（afferent collateral inhibition）；

14. 回返性抑制（recurrent inhibition）；

15. 中枢易化（central facilitation）；

16. 突触可塑性（synaptic plasticity）；

17. 强直后增强(posttetanic potentiation)；

18. 习惯化(habituation)；

19. 敏感化(sensitization)；

20. 长时程增强(long-term potentiation，LTP)；

21. 长时程压抑(long-term depression，LDP)；

22. 神经递质(neurotransmitter)；

23. 神经调质(neuromudulator)；

24. 递质共存(neurotransmitter co-existence)；

25. 受体(receptor)；

26. 胆碱能纤维(cholinergic fiber)；

27. 肾上腺素能纤维(adrenergic fiber)；

28. 感觉柱(sensory column)；

29. 痛觉(pain)；

30. 牵涉痛(referred pain)；

31. 最后公路(final common path)；

32. 运动单位(motor unit)；

33. 脊休克(spinal shock)；

34. 牵张反射(stretch reflex)；

35. 腱反射(tendon reflex)；

36. 肌紧张(muscle tonus)；

37. 去大脑僵直(decerebrate rigidity)；

38. 去皮层僵直(decorticate rigidity)；

39. 生物节律(biorhythm)；

40. 假怒(sham rage)；

41. 脑电图(electroencephalogram，EEG)；

42. 皮层诱发电位(evoked cortical potential)；

43. PGO 锋电位(ponto-geniculo-occipital spike)；

44. 优势半球(dominant hemisphere)。

【思考题】

1. 神经纤维传导兴奋有哪些特征？简述其传导机制及其影响因素。

2. 神经纤维传导兴奋的速度如何测定？

3. 什么是轴浆运输？其特点有哪些？

4. 神经元间相互作用的基本方式有哪些？各自特点有哪些？

5. 何谓突触？简述中枢神经元之间突触传递的过程及原理。突触后电位有哪些类型？各有何作用？

6. 在脊髓单突触反射中，刺激伸肌肌梭，在脊髓前角伸肌运动神经元和屈肌运动神经元，分别可记录到什么电位？试述其产生机制。

7. 何谓中枢抑制？简述中枢抑制的方式及意义。

8.何谓突触后抑制？有哪些类型？各有何生理意义？

9.何谓突触前抑制和突触前易化？它们的产生机制是什么？

10.什么是突触可塑性？其表现形式有哪些？

11.何谓神经递质？确定神经递质的基本条件有哪些？已确定的外周、中枢神经递质主要有哪些？

12.何谓胆碱能纤维？哪些神经纤维属于这类神经纤维？

13.何谓肾上腺素能纤维？哪些神经纤维属于肾上腺素能纤维？

14.简述中枢单胺类递质的分布和作用。

15.胆碱能受体分为哪两种？分别叙述它们名称的来源、分布部位、阻断剂及其作用。

16.肾上腺素能受体可分为哪两种？其受体阻断剂主要是什么？各有何作用？

17.简述丘脑的核团分类、主要传入纤维、主要投射区及其功能。

18.简述大脑皮层感觉代表区及投射特征。

19.何谓牵涉痛？牵涉痛发生的原因是什么？

20.何谓脊休克？它的主要表现和发生原因是什么？

21.何谓骨骼肌的牵张反射？试比较腱反射与肌紧张两种牵张反射的区别，以及牵张反射产生原理。

22.何谓肌紧张？简述肌紧张的产生和维持原理。

23.何谓去大脑僵直？其产生的机制如何？

24.简述基底神经节的功能，当黑质和纹状体受损伤时有何表现？其机制如何？

25.什么是植物性神经系统？它们的功能有何特征？

26.什么是生物节律？举例说明高频、中频和低频生物节律的分类。

27.试述脑电波的分类及各波的意义。

28.简述皮质（体感）诱发电位的产生机制。

29.试述条件反射形成的基本条件及其生物学意义。

30.简述睡眠时相及睡眠的机制。

31.试述下列各项的生理功能（作用）：①小脑；②基底神经节；③锥体系统；④锥体外系统；⑤下丘脑。

32.试比较下列各项二者的区别：

(1)化学性突触与电突触；

(2)兴奋性突触传递和抑制性突触传递；

(3)EPSP 与 IPSP；

(4)回返性抑制与传入侧支抑制；

(5)突触前抑制与突触前易化；

(6)突触前抑制与突触后抑制；

(7)习惯性与敏感性；

(8)长时程增强与长时程压抑；

(9)浅感觉传导与深感觉传导；

(10)特异性投射与非特异性投射系统；

(11)皮肤痛与内脏痛；

(12)腱反射与肌紧张；

(13)肌梭与腱器官；

(14)核袋纤维与核链纤维；

(15)α 僵直与 γ 僵直；

(16)锥体系与锥体外系；

(17)上运动神经元麻痹与下运动神经元麻痹；

(18)胆碱能系统与肾上腺素能系统；

(19)交感神经与副交感神经；

(20)脑电觉醒与行为觉醒；

(21)慢波睡眠与快波睡眠；

(22)第一信号系统与第二信号系统；

(23)短时记忆与长时记忆；

(24)顺行遗忘与递行遗忘；

(25)主要半球与次要半球。

33.试述下列各项的生理特点(特征)：

(1)兴奋在神经纤维传导特点；

(2)化学性突触传递特点；

(3)电突触传递特点；

(4)非化学性突触传递特点；

(5)兴奋的中枢突触传递特点；

(6)内脏痛特点；

(7)大脑皮层运动区特点；

(8)特异性投射系统；

(9)非特异性投射系统；

(10)大脑皮层体表第一感觉区特点；

(11)植物性神经作用特征。

34.简述下例传导路径：

(1)前感觉传导路；

(2)深感觉传导路；

(3)快痛觉传导路；

(4)慢痛觉传导路；

(5)视觉传导路；

(6)听觉传导路。

【本章总括】

神经元：结构/功能（基本功能/主要功能）

神经纤维—┬传导特征/传导速度（测量/影响因素）/分类/轴浆运输（定义/特点/机制）
　　　　　└营养作用（定义/机制/神经营养因子）

神经胶质细胞：分类/作用

神经元联系：化学突触/电突触/非突触化学传递/局部神经元回路

突触—┬突触传递：定义/过程/EPSP（模型/定义/机制）/IPSP（模型/定义/机制）/传递
　　　│　　　　　兴奋特征
　　　│突触后抑制：结构/部位/机制/回返性抑制/传入侧支抑制
　　　│突触前抑制：结构/部位/条件/机制/过程/分布/意义
　　　│突触前易化：结构/部位/机制/过程/分布/意义
　　　└突触可塑性：定义/表现形式（强直后增强/习惯化/敏感化/长时程增强/长时程压抑）

神经递质：定义/构成条件/分类[外周神经递质（分布/作用）/中枢神经递质（分布/
　　　　　作用）]/共存/代谢

受体：定义/特征/认识/种类—分布—效应—阻断剂/胆碱能受体—肾上腺素能受体

感觉功能—┬脊髓[浅感觉/深感觉]/丘脑[核团分类与功能/特异与非特异投射系统]/
　　　　　│　　　皮层感觉（特征/代表区）
　　　　　└痛觉：定义/皮肤痛（快痛/慢痛）/内脏痛[定义/特点/牵涉痛（定义/机制）]

运动功能—┬脊休克：定义/表现/原因/牵张反射：定义/机制/肌紧张/腱反射
　　　　　│去大脑僵直：定义/表现/机制/类型（α僵直/γ僵直）
　　　　　│小脑：组成/功能—途径/损伤症状
　　　　　│基底神经节：组成/功能/损伤（震颤麻痹与舞蹈病）
　　　　　└大脑皮层：皮层运动区特点/锥体系与锥体外系/硬瘫与软瘫

调节内脏—┬自主神经：定义/交感神经与副交感神经（功能/特征/比较）
　　　　　└脊髓/低位脑干/下丘脑（结构/神经联系/生理作用）/皮层[新皮层/
　　　　　　　边缘系统（组成/功能）]

脑电：脑电图（各波—意义/记录条件/形成机制）/皮层诱发电位

觉醒（类型/机制）/睡眠（时相/分期/比较）

高级功能：条件反射（形成/意义/两种信号系统）/记忆（定义/过程）/遗忘/
　　　　　语言中枢/一侧优势

第十一章

内分泌生理

【大纲要求】

1. 掌握激素作用机制,腺垂体、甲状腺、胰岛、肾上腺皮质激素的作用及其分泌调节。
2. 熟悉下丘脑调节性多肽、神经垂体、甲状旁腺、肾上腺髓质的作用及其分泌调节。
3. 了解激素分类,褪黑激素、前列腺素和瘦素的作用及其调节。

【纲要内容】

一、内分泌系统与激素

(一)内分泌系统＝内分泌腺＋内分泌细胞

1. 内分泌腺:垂体、甲状腺、甲状旁腺、肾上腺、胰岛、性腺、松果体、胸腺。
2. 内分泌细胞:胃肠道、心房肌、近球小体、胎盘、下丘脑。

(二)激素

1. 定义:内分泌细胞分泌的、具有信息传递和高效生物活性的有机化合物称为激素。
2. 分泌方式(运输方式)。

(1)远距分泌:内分泌细胞→激素→血液循环→靶细胞。

(2)旁分泌:内分泌细胞→激素→相邻靶细胞。

(3)自分泌:内分泌细胞→激素→反馈自身内分泌细胞。

(4)神经内分泌:下丘脑神经细胞→神经激素→轴浆运输→靶细胞。

3. 分类。

(1)含氮类激素。

1)蛋白质激素:胰岛素、甲状旁腺激素、腺垂体激素等。

2)肽类激素:下丘脑调节性多肽、神经垂体激素、降钙素、胃肠激素等。

3)胺类:肾上腺素、去甲肾上腺素、甲状腺素等。

(2)类固醇激素:肾上腺皮质激素、性激素。

(3)固醇类激素:维生素 D_3、25-羟维生素 D_3、1,25-二羟维生素 D_3。

(4)脂肪酸衍生物:前列腺素、血栓素、白细胞三烯。

4. 作用机制。

(1)含氮类激素作用原理(见表 11-1)。

表 11-1 含氮类激素作用原理

介导途径	G 蛋白耦联受体途径	酶耦联受体途径	
	AC-cAMP-PKA；PLC-IP3/DG-CaM/PKC	酪氨酸激酶受体	鸟苷酸环化酶受体
具体过程	激素(第一信使) ↓ 结合靶细胞膜受体 ↓ 激活 G 蛋白 ↓ 激活效应器酶(AC、PLC 等) ↓ 底物——→第二信使(cAMP、IP$_3$-DG) ↓ 激活蛋白激酶(PKA、PKC 等) ↓ 激活磷酸化酶 ↓ 靶细胞固有生理反应↑	激素 ↓ 细胞膜 酪氨酸激酶受体 (TKR) ↓ 激活酪氨酸激酶 ↓ TKR 自身磷酸化 ↓ 生物学效应↑	激素 ↓ 结合靶细胞膜受体 ↓ 激活鸟苷酸环化酶(GC) ↓ cGMP ↓ 激活 PKG ↓ 激活磷酸化酶 ↓ 生理反应↑
激素	胰高血糖素、肾上腺素、CRH、TSH、LH、GHRH、VP 等	胰岛素、生长激素、EPO、生长因子等	心房钠尿肽(ANP) 内皮舒张因子(NO)

(2)类固醇激素作用原理。

基因调节学说：甾体激素(第一信使)→通过细胞膜→进入细胞内→激素—胞质受体复合物→进入细胞核内→激素—核受体复合物→DNA 激素反应元件→调节基因转录→mRNA 翻译合成诱导蛋白→靶细胞特定的生物学效应。

5.一般特性：①特异性；②信息传递作用；③生物放大作用(高效性)；④相互作用(协同作用、允许作用、拮抗作用)。

6.一般作用：

(1)调节代谢，维持内环境稳态。

(2)促进细胞分裂、分化，保证正常生长发育及衰老。

(3)影响神经系统的发育、学习记忆、行为等过程。

(4)促进生殖器官的发育成熟，调节生殖机能。

(5)与神经系统配合，增强机体适应能力。

7.激素分泌调节

(1)下丘脑—腺垂体—靶腺(甲状腺、肾上腺、性腺、肝)轴的调节。

下丘脑—腺垂体—靶腺轴系的激素等级关系见表 11-2。

表 11-2 下丘脑—腺垂体—靶腺轴系的激素等级关系

下丘脑激素(一级)	腺垂体激素(二级)	靶腺激素(三级)
促甲状腺激素释放激素(TRH)	促甲状腺激素(TSH)	甲状腺素 T$_4$、三碘甲腺原氨酸 T$_3$
促肾上腺皮质激素释放激素(CRH)	促肾上腺皮质激素(ACTH)	皮质醇
促性腺激素释放激素(GnRH)	卵泡刺激素(FSH)、黄体生成素(LH)	雄激素、雌激素、孕激素
生长激素释放激素、生长抑素	生长激素(GH)	胰岛素样生长因子(IGFs)

（2）反馈调节。

1）长反馈：靶腺激素对腺垂体和下丘脑的负反馈作用称为长反馈。

2）短反馈：促激素对下丘脑的负反馈作用称为短反馈。

3）超短反馈：下丘脑多肽对下丘脑内神经元的负反馈作用称为超短反馈。

二、下丘脑

（一）下丘脑与垂体的结构关系

1.下丘脑→下丘脑—垂体束→神经垂体。

2.下丘脑→垂体门脉系统→腺垂体。

（二）下丘脑调节多肽

1.定义：下丘脑神经元分泌的调节腺垂体的肽类激素称为下丘脑调节多肽。

2.种类、生理作用、作用机制、释放特点（见表11-3）。

表 11-3 下丘脑调节多肽的主要作用

下丘脑调节性多肽	缩写	生理作用	作用机制	分泌特点
促甲状腺激素释放激素	TRH	促进 TSH 和催乳素 PRL 分泌	IP_3-DG	
促性腺激素释放激素	GnRH	促进 LH（为主）和 FSH 分泌	IP_3-DG	脉冲式
生长激素抑制激素（生长抑素）	GHRIH	抑制 GH、LH、FSH、TSH、PRL、ACTH	$cAMP,Ca^{2+}$	
生长激素释放激素	GHRH	促进 GH 分泌	$cAMP,Ca^{2+}$	脉冲式
促肾上腺皮质激素释放激素	CRH	促进 ACTH 合成分泌	$cAMP,Ca^{2+}$	脉冲式
催乳素释放肽	PRP	促进 PRL 分泌		
催乳素释放抑制因子	PIF	抑制 PRL 分泌		

3.神经递质对下丘脑调节多肽的影响（见表11-4）。

表 11-4 三种单胺递质对下丘脑调节多肽的影响

比较项	TRH	GnRH	GHRH	CRH	PRF
去甲肾上腺素（NE）	↑	↑	↑	↓	↓
多巴胺（DA）	↓	↓/不变	↑	↓	↓
5-羟色胺（5-HT）	↓	↓	↑	↑	↑

三、垂体

（一）腺垂体

腺垂体分泌的激素（见表11-5）。

表 11-5 腺垂体分泌的激素名称与缩写

腺垂体分泌的激素	缩写	腺垂体分泌的激素	缩写
生长素	GH	卵泡刺激素	FSH
促甲状腺激素	TSH	黄体生成素	LH
促肾上腺皮质激素	ACTH	催乳素	PRL

1.生长激素(hGH)。

(1)空腹血清正常值：♂<5μg/L，♀<10μg/L。

(2)GH 生理作用。

1)促生长作用：

①生长激素作用机制(见图 11-1)。

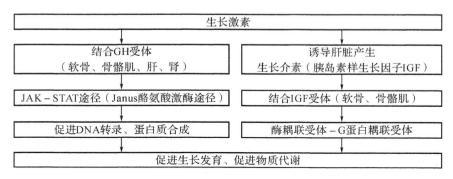

图 11-1　生长激素作用机制

②生长介素(SM)：由 GH 诱导肝脏产生的化学结构与胰岛素相似的促生长作用的多肽，又称胰岛素样生长因子(IGF)。

幼年期：缺 hGH 出现侏儒症；hGH 过多出现巨人症。成年期：hGH 过多出现肢端肥大症。

几种调节生长发育激素的作用区别(见表 11-6)。

表 11-6　部分调节生长发育激素的主要作用

激素	主要作用
生长素	全身组织器官生长，尤其是骨骼与肌肉
甲状腺激素	维持胚胎生长发育，尤其是脑发育；促进生长素分泌，提供允许作用
胰岛素	与生长素协同作用，促进胎儿生长；促进蛋白质合成
肾上腺皮质激素	抑制躯体生长；抑制蛋白质合成
雄激素	促进青春期躯体生长；促进骺闭合；促进肌肉增长
雌激素	促进青春期躯体生长；促进骺闭合

2)促代谢作用：使血糖↑(过量 GH 出现垂体性糖尿病)，蛋白合成↑，脂肪分解↑。

(3)GH 以脉冲式释放。

(4)GH 调节：

1)GHRH 和 GHRIH 双重调节。

2)生长介素的负反馈调节。

3)慢波睡眠期 GH↑。

4)代谢的调节：低血糖时，GH↑。血氨基酸↑和脂肪酸↑时，GH↑。

5)使 GH↑的情况：运动、甲状腺激素、雌激素、睾酮等。

2.催乳素(PRL)。

(1)血浆正常值:PRL<20μg/L。

(2)生理作用。

1)对乳腺的催乳作用。

2)对性腺的作用:

小量 PRL 促进性腺作用;大量 PRL 抑制性腺,患闭经泌乳综合征:闭经、溢乳与不孕,其原因:乳腺溢乳←高 PRL 血症→负反馈(一)→下丘脑 GnRH↓→腺垂体 FSH↓、LH↓→无排卵,雌激素↓→不孕。

3)参与应激反应的腺垂体激素:ACTH、GH、PRL。

4)调节免疫功能:促进淋巴细胞增殖,促进 B 淋巴细胞分泌 IgM 和 IgG。

(3)调节。

1)PRF 和 PIF 双重调节。

2)多巴胺(催乳素释放抑制因子)抑制 PRL 分泌。

3)TRH 促进 PRL 分泌。

4)射乳反射:吸吮乳头→脊髓→下丘脑→PRF↑→腺垂体→PRL↑→射乳。

3.促激素。

TSH、ACTH、FSH、LH 分别作用于的靶器官:甲状腺、肾上腺皮质、性腺。

(二)神经垂体

神经垂体贮存和释放两种激素:升压素和催产素。

1.升压素(抗利尿激素 ADH):见第八章"肾脏生理"。

2.催产素(OT)。

(1)合成与分泌:视上核、室旁核及卵巢。

(2)生理作用。

1)促进乳腺排乳:典型的神经内分泌反射——射乳反射:吸吮乳头→传入神经→下丘脑→下丘脑—神经垂体束→神经垂体→催产素↑→乳腺肌上皮细胞收缩→射乳。

2)刺激子宫收缩:催产素→子宫平滑肌 Ca^{2+}↑→钙调素→蛋白激酶→子宫平滑肌收缩。

孕激素降低子宫对催产素的敏感性;雌激素增强子宫对催产素的敏感性(允许作用)。

3)参与射乳反射的激素:PRL、OT、GnRH。

(3)分泌调节:神经内分泌调节,

四、甲状腺

甲状腺是人体内最大的内分泌腺。

腺泡上皮细胞合成和分泌甲状腺激素,滤泡旁细胞(C 细胞)分泌降钙素。

(一)甲状腺激素的合成、贮存、释放、运输、降解。

1.甲状腺激素合成的主要原料:碘和甲状腺球蛋白(TG)。

2.合成步骤。

1)聚碘:I^-(血液)$\xrightarrow[\text{过氧化酶}]{\text{碘泵}}$ I^-(腺泡)。

2)I^- 活化:$I^- \longrightarrow I^0$。

3)酪氨酸碘化:I+甲状球蛋白(TG)——一碘酪氨酸(MIT)或二碘酪氨酸(DIT)。

4)碘化酪氨酸缩合:MIT+DIT ——T_3(三碘甲腺原氨酸);DIT+DIT ——T_4(四碘甲腺原氨酸)。

3.贮存和释放:T_3、T_4 结合甲状球蛋白,贮存于甲状腺腺泡腔内,贮量很大。当 TSH 作用甲状腺时,腺泡细胞将腺泡腔中的甲状腺球蛋白吞入细胞内,把 T_3、T_4 水解、释放入血。

4.运输和降解:血中 T_3、T_4 以游离和血浆蛋白结合形式存在,两者互相转换处于动态平衡。游离态甲状腺激素为活性形式,含量很少。血中 T_4 的半衰期为 6～7 天,T_3 的半衰期为 24 小时,在外周组织脱碘失活,或肝内降解。

(二)甲状腺激素的生理作用

1.产热效应:T_3、T_4 增加耗氧量和产热量,其机制为 Na^+-K^+-ATP 酶活性增强,促进脂肪酸氧化。

2.代谢:甲状腺激素可致血糖↑,血胆固醇↓,蛋白合成↑,正氮平衡。

3.促生长发育:甲状腺激素促进脑、骨生长发育,当先天缺乏甲状腺激素时,出现呆小症(克汀病)。成年人甲状腺功能低下时,出现黏液性水肿等特殊体征。

4.增加神经系统兴奋性。

5.心血管:T_3、T_4→心率↑,心收缩力↑,心排出量↑。

呆小症与侏儒症的区别见表11-7。

表 11-7　呆小症与侏儒症的区别

比较项	呆小症(克汀病)	侏儒症
呆小程度	＋＋→＋＋＋	＋→＋＋＋
外貌	迟钝、浮肿、鞍鼻唇厚、舌大外伸、幼童面容	外貌比实际年龄小,像"老小孩"
智力	极差	正常
骨架与身体比例	笨拙、矮胖、无力状	矮小、比例对称
性的状态	发育迟缓或不受影响	性器官发育不良,副性征缺乏,无阴毛
先天性异常	时有骨骺炎	无
骨龄	推迟(＋＋＋)	推迟(＋＋)
蝶鞍	正常	如有鞍内肿瘤则扩大
甲状腺功能试验	显著低下	可有中度低下
促性腺激素	正常	按年龄比较时减少
尿 17-酮类固醇	低	低

(三)甲状腺激素的作用机制

甲状腺激素(T_3、T_4)→跨膜进入细胞质、细胞核内→与甲状腺激素反应元件的核受体结合→唤醒基因转录→翻译表达新的蛋白质→靶细胞发挥生物学作用。

(四)调节

1.下丘脑—腺垂体—甲状腺轴(见图11-2)。

$$下丘脑 \longrightarrow TRH、GHRIH \longrightarrow 腺垂体 \longrightarrow TSH \longrightarrow 甲状腺 \longrightarrow T_3、T_4$$

图 11-2　下丘脑—腺垂体—甲状腺轴

2.甲状腺激素的反馈调节：T3、T4 对 TSH 反馈抑制作用机制是产生抑制性蛋白。

地方性甲状腺肿（地甲病）：缺碘→T_3、T_4 合成↓→血 T_3、T_4↓→对腺垂体负反馈↓→腺垂体分泌 TSH↑→甲状腺肥大。

3.自身调节：

血碘＝1mmol/L 时，诱导碘活化和 TH 合成；血碘＝10mmol/L 时，碘活化受抑制，TH 合成↓；

过量碘产生抑制甲状腺激素合成的效应称为碘阻滞效应（Wolf-Chaikoff 效应）。

4.神经性调节：

交感神经促进 T_3、T_4 分泌；胆碱能纤维对 T_3、T_4 作用不清。

五、甲状旁腺、甲状腺 C 细胞、维生素 D_3

（一）甲状旁腺激素

甲状旁腺激素（parathyroid hormone，PTH）是调节血钙和血磷的最重要的激素。

1.分泌细胞（来源）：甲状旁腺主细胞。

2.正常值：血浆浓度甲状旁腺激素＝10～50ng/L。

3.分泌特点：日节律波动，6 时最高，随后逐渐降低，16 时最低。

4.生理作用：血钙↑，血磷↓。

5.作用途径。

（1）骨：PTH 促进骨钙入血，升高血钙浓度。

PTH 动员骨钙入血的两个时相见表 11-8。

表 11-8　甲状旁腺激素动动员骨钙入血的时相

时相	快速效应	延缓效应
特点	PTH 作用数分钟后发生	PTH 作用 12～14h 后发生
机制	提高骨细胞膜对 Ca^{2+} 的通透性；增强骨细胞膜钙泵活性	加强破骨细胞的溶骨活动；促进破骨细胞生成，加快溶骨作用
生理意义	快速、短时间升高血钙浓度	缓慢、长时间升高血钙浓度

（2）肾脏：PTH 促进远曲小管和集合管对 Ca^{2+} 重吸收，抑制近端小管对磷重吸收→血钙↑、血磷↓。

（3）小肠：PTH 激活肾 1α-羟化酶→1,25-$(OH)_2$-D_3↑→促进小肠的钙、磷吸收。

6.作用机制：PTH-AC-cAMP-PKA。

7.作用靶器官：骨、肾。

8.调控（见图 11-3）。

（1）血钙↓→PTH 分泌↑→骨钙入血，促进肾重吸收钙→血钙迅速回升。

（2）血磷↑→血钙↓→刺激 PTH 分泌↑。

（3）血 Mg^{2+} 浓度降低、生长抑素、$PGF_{2\alpha}$→PTH 分泌↓。

（4）儿茶酚胺、$PGE_2 \rightarrow PTH$ 分泌↑。

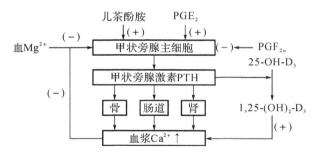

图 11-3　甲状旁腺激素的调控因素

9.异常：甲状旁腺功能减退时，血钙↓，搐溺现象；甲状旁腺瘤，脱钙，骨质疏松。

（二）降钙素（CT）

1.分泌细胞（来源）：甲状腺 C 细胞（嗜银颗粒滤泡细胞）。

2.正常值：血清降钙素＝10～20ng/L。

3.生理作用：血钙↓，血磷↓。

4.作用途径。

（1）骨：CT 抑制破骨，减弱溶骨，增强成骨→血钙↓血磷↓。

（2）肾脏：CT 抑制肾小管对钙、磷、钠、氯的重吸收。

5.作用机理：①CT-AC-cAMP-PKA；②CT-PLC-IP3/DG-CaM/PKC。

6.作用靶器官：骨、肾。

7.调节。

（1）血钙↑→降钙素↑（快速短暂）。

（2）胃泌素、促胰液素、胰高血糖素→降钙素↑。

8.甲状旁腺素与降钙素的区别（见表 11-9）。

表 11-9　甲状旁腺素与降钙素的区别

比较项			甲状旁腺素	降钙素
		来源	甲状旁腺主细胞	甲状腺 C 细胞
对钙磷代谢的影响	骨	溶骨作用	↑	↓
		成骨作用	↓	↑
	肾	重吸收钙	↑	↓
		重吸收磷	↓	↓
	肠	吸收钙	↑（间接）	无明显影响
		血钙	↑	↓
		血磷	↓	
		总效应	保钙排磷	排钙排磷

（三）维生素 D_3

1.来源与转变。

维生素 D_3 的转化过程如图 11-4 所示。

$$\text{胆固醇} \xrightarrow{\text{皮肤}} \text{7-脱氢胆固醇} \xrightarrow{\text{紫外线}} \text{维生素 } D_3 \xrightarrow{\text{肝脏}} \text{25-OH-}D_3 \xrightarrow{\text{肾脏}} \text{1,25-(OH)-}D_3$$

图 11-4　维生素 D_3 的转化过程

肾脏是生成 $1,25\text{-}(OH)_2\text{-}D_3$(活性维生素 D)的器官。肾脏疾患时易患肾性佝偻病。

2.生理作用:血钙↑,血磷↑。

3.作用途径与机理。

(1)小肠:$1,25\text{-}(OH)_2\text{-}D_3$ 结合小肠黏膜上皮细胞内核受体→促进 DNA 转录→生成钙结合蛋白(CaBP)→促进钙磷吸收入血→血钙↑血磷↑。

(2)骨:$1,25\text{-}(OH)_2\text{-}D_3$→骨→骨钙素↑→骨钙的沉积和释放→血钙↑。

(3)肾:$1,25\text{-}(OH)_2\text{-}D_3$→肾小管对钙磷的重吸收↑→尿钙↓尿磷↓→血钙↑血磷↑。

4.调节。

(1)血钙↓、血磷↓→$1,25\text{-}(OH)_2\text{-}D_3$↑。

(2)PTH→肾羟化酶↑→$1,25\text{-}(OH)_2\text{-}D_3$↑;$1,25\text{-}(OH)_2\text{-}D_3$↑→(一)肾羟化酶活性。

(3)其他:催乳素 PRL、生长素 GH→$1,25\text{-}(OH)_2\text{-}D_3$↑;糖皮质激素→$1,25\text{-}(OH)_2\text{-}D_3$↓。

5.作用靶器官:小肠、骨、肾脏。

6.缺乏 $1,25\text{-}(OH)_2\text{-}D_3$ 小儿易患佝偻病;成人易患软骨病。

(四)调节钙及骨代谢的主要激素作用(见表 11-10)

表 11-10　调节钙及骨代谢的主要激素作用

激素	主要作用
甲状旁腺激素	↑骨吸收;↑血钙;↑1-α 羟化酶活性
钙三醇	↑小肠吸收 Ca^{2+};↑骨重建;↑血钙
降钙素	↓骨吸收;↓血钙
性激素(雌激素/雄激素)	↑1-α 羟化酶活性;↓骨吸收;↑护骨素合成;↓骨量丢失
生长素/胰岛素样生长因子	↑骨形成;↑骨生长
甲状腺素	↑骨吸收
催乳素	↑肾重吸收 Ca^{2+};↑1-α 羟化酶活性
糖皮质激素	↑骨吸收;↓骨形成
炎症因子	↑骨吸收

六、胰岛

胰岛是胰腺的内分泌部,约占胰腺的 1%。胰岛内分泌细胞及其分泌的激素见表 11-11。

表 11-11　胰岛内分泌细胞及其分泌的激素

胰岛细胞	A(α)细胞	B(β)细胞	D(δ)细胞	D_1 细胞	PP(F)细胞
占胰岛细胞%	25%	60%～70%	10%	很少	很少
分泌激素	胰高血糖素	胰岛素	生长抑素	血管活性肠肽	胰多肽

(一)胰岛素

胰岛素是促进合成代谢、调节血糖浓度的主要激素。

1.来源:胰岛 B 细胞。

2.正常值:

成人空腹血清胰岛素浓度约 $10\mu U/mL$(69pmol/L 或 40ng/dL);

成人胰岛素分泌量为 40~50U/d(1.6~2.0mg/d)。

3.合成:

B 细胞→前胰岛素原→胰岛素原→胰岛素+C 肽;

C 肽是连接肽,无胰岛素活性,可反映 B 细胞分泌功能。

4.作用机制:

胰岛素+胰岛素受体→激活 β 亚单位的酪氨酸蛋白激酶→β 亚单位结合胰岛素受体底物 ISR-1→ISR-1 酪氨酸残基磷酸化→结合胞内靶蛋白→激活蛋白激酶、代谢酶→调节细胞代谢与生长。

5.生理作用(见表 11-12):

表 11-12 胰岛素的主要生理作用

生理作用	具体内容
糖代谢	增加糖去路、减少糖来源→血糖↓。 胰岛素缺乏时,血糖浓度升高超过肾糖阈,产生糖尿,引起糖尿病
脂肪代谢	促进脂肪酸合成、减少脂肪分解→血脂肪酸↓。 胰岛素缺乏时,脂肪代谢紊乱,脂肪分解增强→血脂↑;脂肪酸肝内氧化↑→酮体↑,表现为酮血症,酸中毒,血脂↑
蛋白代谢	促进蛋白合成,抑制蛋白分解和肝糖异生,促进机体生长
离子	促进 K^+、Mg^{2+}、PO_4^{3-} 进入细胞→低血钾

6.调节。

(1)血糖作用:血糖浓度是调节胰岛素分泌的最重要因素,血糖升高→胰岛素分泌。

1)持续高血糖刺激胰岛素分泌的三个时相(见表 11-13)。

表 11-13 高血糖刺激胰岛素分泌的时相

	第一时相	第二时相	第三时相
时间	血糖升高 5min 内	血糖升高 15min 后	高血糖持续一周
胰岛素分泌量	可增加 10 倍	2~3h 达高峰	胰岛素可进一步增加
来源	B 细胞贮存部分	激活 B 细胞胰岛素合成酶,促进合成与释放	高血糖刺激 B 细胞增生→B 细胞衰竭→糖尿病

2)血糖升高刺激胰岛素分泌机制:

葡萄糖→葡萄糖转运体 2(GLUT2)→入 B 细胞→葡萄糖激酶→胞内 ATP↑→ATP/ADP 比率↑→抑制 ATP 敏感 K^+ 通道→K^+ 外流↓→B 细胞去极化→兴奋电压门控 Ca^{2+} 通道→Ca^{2+} 内流↑→触发胰岛素释放。

(2)氨基酸↑、脂肪酸↑、酮体↑→胰岛素分泌。

（3）激素调节：

影响胰岛素分泌的激素见表 11-14。

表 11-14　影响胰岛素分泌的激素

促进胰岛素分泌的激素	抑制胰岛素分泌的激素
胃肠激素、胰高血糖素	肾上腺素
甲状腺激素、生长素、皮质醇	生长抑素
促甲状腺激素释放激素（TRH）	胰腺细胞释放抑制因子
生长素释放激素（GHRH）	甘丙肽
促肾上腺皮质激素释放激素（CRH）	瘦素
胰高血糖样肽（GLP）	神经肽 Y
血管活性肠肽（VIP）	C 肽

（4）神经调节（见图 11-5）：

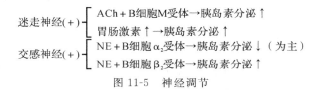

图 11-5　神经调节

（二）胰高血糖素

胰高血糖素是促进分解代谢的激素。

1. 来源：胰岛 A 细胞。

2. 正常值：血清浓度为 $50 \sim 100 \text{ng/L}$。

3. 主要靶器官：肝脏。

4. 生理作用。

（1）糖代谢：促进糖原分解和糖异生，升高血糖。

（2）脂肪代谢：激活脂肪酶，促进脂肪分解，血脂肪酸↑。

（3）蛋白代谢：促进氨基酸入肝，加速脱氨基作用，抑制蛋白合成。

（4）心肌作用：使心肌 cAMP↑，心肌收缩力↑。

4. 机制：G 蛋白-AD-cAMP-PKA 或 G 蛋白-PLC-IP$_3$/DG-PKC。

5. 调节。

（1）血糖浓度：血糖↓→胰高血糖素分泌↑；血糖↑→胰高血糖素分泌↓。

（2）氨基酸：蛋白餐→血氨基酸↑→胰高血糖素分泌↑。

（3）激素调节。

1）促进胰高血糖素分泌的激素：促胃液素、胆囊收缩素。

2）抑制胰高血糖素分泌的激素：胰岛素、促胰液素、生长抑素。

（4）神经调节：

迷走神经（＋）→ACh＋A 细胞 M 受体→胰高血糖素分泌↓；

交感神经（＋）→NE＋A 细胞 β$_2$ 受体→胰高血糖素分泌↑。

（三）胰岛素与胰高血糖素的区别（见表 11-15）

表 11-15　胰岛素与胰高血糖素的区别

比较项	胰岛素	胰高血糖素
对代谢的作用	促进合成代谢	促进分解代谢
糖原	诱导糖原合成	诱导糖原分解
血脂肪酸	减少	增加
周围组织对糖的利用	增加	减少
糖异生	抑制	促进
糖尿病	可治疗	可致病
与生长素的关系	在周围组织中与生长素拮抗	可被生长素控制

七、肾上腺

肾上腺是人体重要的内分泌腺，分为皮质和髓质两部分，其分泌的激素见表 11-16。

表 11-16　肾上腺分泌的激素

组成		分泌激素	主要代表	调节途径
肾上腺	皮质 球状带	盐皮质激素	醛固酮、脱氧皮质酮	RAAS；血钾、血钠
	束状带	糖皮质激素	皮质醇、皮质酮	下丘脑—腺垂体—肾上腺皮质轴
	网状带	性激素 糖皮质激素	脱氢异雄酮、雌二醇 皮质醇	下丘脑—腺垂体—性腺轴 下丘脑—腺垂体—肾上腺皮质轴
	髓质	儿茶酚胺激素	肾上腺素，去甲肾上腺素	交感神经、糖皮质激素、髓质激素

（一）肾上腺皮质

1.合成。

（1）原料：胆固醇。

（2）过程（见图 11-5）。

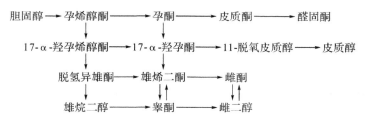

图 11-5　肾上腺皮质类固醇合成的过程

2.运输。

（1）结合型：皮质类固醇结合蛋白 75％～80％，白蛋白 15％。

（2）游离型：5％～10％。

3.盐皮质激素（见第八章"肾脏生理"）。

（1）盐皮质激素包括：醛固酮、11-去氧皮质酮、11-去氧皮质醇。

（2）生理作用。

1）对水盐代谢：醛固酮具有排钾、保钠、保水、保氯作用。

当醛固酮分泌增多→高血钠、高血压、低血钾、碱中毒；

当醛固酮缺乏→低血钠、低血压、高血钾、酸中毒。

2）增强血管对儿茶酚胺的敏感性。

（3）调节。

1）肾素—血管紧张素—醛固酮系统（RAAS）。

2）血钾和血钠。

4.糖皮质激素。

（1）生理作用（见表11-17）。

表 11-17　肾上腺糖皮质激素的生理作用

生理作用	具体内容
糖代谢	促进糖原异生、抑制葡萄糖利用→血糖↑；糖皮质激素过多→现糖尿（类固醇性糖尿病）；肾上腺皮质功能低下（艾迪生病）→低血糖
蛋白代谢	促进肝蛋白合成，抑制肝外组织（肌肉）蛋白合成，出现肌肉消瘦、骨质疏松、皮肤变薄、淋巴组织萎缩
脂肪代谢	促进脂肪分解、脂肪酸氧化；肾上腺皮质功能亢进时，脂肪重新分配，形成向中性肥胖
水盐代谢	增加肾小球滤过率→排水作用，具有轻度排钾保钠（似醛固酮）。严重肾上腺皮质功能低下→水中毒
血细胞	红细胞↑、血小板↑、嗜中性粒细胞↑；嗜酸性粒细胞↓、淋巴细胞↓
循环系统	维持正常血压作用。原因：①对儿茶酚胺的允许作用；②降低毛细血管通透性，维持血容量；③增强离体心肌收缩力，但在整体条件下不明显
参与应激反应	应激反应是以引起 ACTH 和糖皮质激素增加为主的非特异性反应。应激刺激包括：缺氧、创伤、手术、饥饿、疼痛、寒冷、精神紧张、焦虑等。应激增强机体对有害刺激耐受的原因：①下丘脑—腺垂体—肾上腺皮质轴增强；②交感—肾上腺髓质系统增强→儿茶酚胺↑；③生长素、催乳素、胰高血糖素、血管升压素、醛固酮增加
其他	促进胎儿肺表面活性物质合成；抑制骨生成；增强骨骼肌收缩能力；提高胃腺对迷走神经和胃泌素反应性，增加胃酸和胃蛋白酶原→胃溃疡；大剂量时具有抗炎、抗过敏、抗休克等作用

（2）调节。

1）下丘脑—腺垂体的作用（见图11-6）。

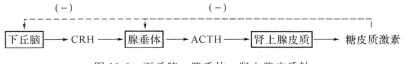

图 11-6　下丘脑—腺垂体—肾上腺皮质轴

促肾上腺皮质激素释放激素（corticotropin releasing hormone，CRH）和促肾上腺皮质激素（adrenocorticotropic hormone，ACTH）的作用特点见表11-18。

表 11-18 CRH 和 ACTH 的比较

	CRH	ACTH
分泌细胞	下丘脑室旁核、促垂体区的 CRH 神经元	腺垂体促肾上腺皮质激素细胞
作用机制	cAMP-PKA	cAMP-PKA 或 IP3/DG-PKC
主要作用	ACTH 增多	糖皮质激素增多
作用特点	日节律—脉冲式:清晨 6～8 时高峰,午夜最少	

2)糖皮质激素对下丘脑—腺垂体的负反馈调节:

长反馈→糖皮质激素对腺垂体、下丘脑的反馈抑制作用;

短反馈→ACTH 对 CRH 的负反馈。

5.糖皮质激素与盐皮质激素的区别(见表 11-19)。

表 11-19 糖皮质激素与盐皮质激素的区别

比较项	糖皮质激素	盐皮质激素
主要代表	皮质醇(氢化可的松)	醛固酮
分泌部位	肾上腺皮质束状、网状带	肾上腺皮质球状带
血中存在形式	主要为结合形式	主要为游离形式
半衰期	70～90min	20min
物质代谢	升糖、解蛋、移脂	
水盐代谢	轻度保钠、排钾、排水	保钠、排钾、保水、保氯
血细胞	↓淋巴细胞、↓嗜酸粒细胞、↑红细胞、↑血小板、↑嗜中粒细胞	—
循环系统	允许作用、抑制儿茶酚胺氧位甲基移位酶	—
神经系统	兴奋	—
消化系统	↑胃酸、↑胃蛋白酶	—
呼吸系统	促进胎儿肺发育,产生胎儿肺表面活性物质	—
增强血管对儿茶酚胺的敏感性	+	++
应激	皮质醇分泌↑,抵抗应激	
调节	下丘脑—腺垂体—肾上腺轴反馈	肾素—血管紧张素、血钾、血钠

(二)肾上腺髓质

肾上腺髓质受交感神经节前纤维支配,分泌—释放肾上腺素(Adr)和去甲肾上腺素(NE)。

1.合成与代谢。

(1)合成场所:肾上腺髓质嗜铬细胞。

(2)合成过程(见图 11-7)。

(3)失活:单胺氧化酶(monoamine oxidase,MAO),儿茶酚胺-O-甲基移位酶(catechol-O-methyltransferase,COMT)。

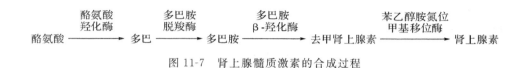

图 11-7　肾上腺髓质激素的合成过程

2. 生理作用。

(1)应急反应,即紧急情况下,交感—肾上腺系统功能增强的反应。

(2)肾上腺素和去甲肾上腺素的区别(见表 11-20)。

表 11-20　肾上腺素与去甲肾上腺素的区别

比较项	肾上腺素	去甲肾上腺素
受体	α、β(主要)	α(主要)、β
心脏	心率↑,心缩力↑,心排出量↑	心率↓(减压反射作用)
血管	皮肤、胃肠、肾血管收缩; 冠状动脉、骨骼肌血管舒张	冠状动脉舒张(局部体液因素作用) 全身血管收缩
血压	上升(心排出量↑)	明显上升(外周阻力↑)
支气管平滑肌	舒张	稍舒张
代谢	增强	稍增强
临床应用	强心剂	升压剂

3. 调节。

(1)交感神经:促进儿茶酚胺合成、释放。

(2)促肾上腺皮质激素(adrenocorticotropic hormone,ACTH)和糖皮质激素:ACTH 促进酪氨酸羟化酶活性;糖皮质激素促进苯乙醇胺氮位甲基移位酶和多巴胺β-羟化酶活性。

(3)自身反馈抑制:E、NE、多巴胺增加到一定程度时,反馈抑制酪氨酸羟化酶和苯乙醇胺氮位甲基移位酶(phenylethanolamine N methyl transferase,PNMT)。

八、其他腺体

(一)褪黑素(melatonin,MT)

1. 来源:松果体。

2. 化学结构:5-甲氧基-N-乙酰色胺。

3. 合成:色氨酸→5-羟色胺→褪黑素。

4. 分泌特点。日周期:白天少,黑夜多。视交叉上核是褪黑素分泌的昼夜节律中枢。

5. 分泌调节:黑暗信号→视网膜→视神经→视交叉上核→颈上神经节→交感神经节后纤维→NE＋$β_1$ 受体(松果体细胞)→cAMP-PK 系统(＋)→N-乙酰转移酶(＋)→褪黑素↑。

6. 生理作用。

(1)抑制性腺活动:褪黑素 MT→(—)下丘脑 GnRH→FSH↓、LH↓→(—)性腺。

(2)抑制甲状腺、肾上腺。

(3)延缓衰老。

(4)促进睡眠,调整生物节律。

（二）前列腺素

1.合成途径（见图 11-8）：

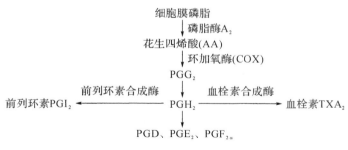

图 11-8　部分前列腺素的合成途径

2.生物学作用（见表 11-21）。

表 11-21　部分前列腺素的生物学作用

前列腺素	来源	作　用
TXA_2	血小板	促进血小板聚集、血管收缩
PGI_2	血管内皮细胞	抑制血小板聚集、血管舒张
PGE_2		舒张支气管平滑肌；促进肾脏排 Na^+、排水
$PGF_{2\alpha}$		收缩支气管平滑肌

（三）瘦素

1.来源：白色脂肪组织。

2.分泌特点：昼夜节律，夜间分泌水平高。

3.作用：调节体内脂肪贮存量和维持能量平衡。

4.机制：JAK-STAT 酪氨酸激酶途径。

5.调节：①体脂量是影响瘦素分泌的主要因素；②胰岛素和肾上腺素刺激瘦素分泌。

【概念】

1.激素（hormone）；

2.远距分泌（telecrine）；

3.旁分泌（paracrine）；

4.自分泌（autocrine）；

5.神经分泌（neurocrine）；

6.允许作用（permissive action）；

7.长反馈（long-loop feedback）；

8.短反馈（short-loop feedback）；

9.超短反馈（ultra-short-loop feedback）；

10.下丘脑调节多肽（hypothalamic regulatory peptides）；

11.生长激素（growth hormone）；

12.生长介素（somatomedin，SM）；

13. Wolff-Chaikoff 效应（Wolff-Chaikoff effect）；

14. 应激反应（stress reaction）；

15. 应急反应（emergency reaction）；

16. 胰岛素（insulin）；

17. 肠—胰岛轴（entero-insulin axis）；

18. 褪黑激素（melatonin，MT）；

19. 瘦素（leptin）。

【思考题】

1. 什么是激素？简述激素的传递方式以及含氮类激素和类固醇类激素的作用原理。

2. 何谓下丘脑调节性多肽？简述下丘脑调节性多肽的种类及其生理作用。

3. 腺垂体分泌哪些激素？腺垂体的分泌活动是怎样调节的？

4. 生长素和催乳素的主要生理作用有哪些？哪些因素促进催乳素分泌？

5. 神经垂体分泌哪些激素？其生理作用如何？

6. 试述甲状腺激素的生理作用及其分泌调节。

7. 简述地方性甲状腺肿的发生机制。

8. 寒冷刺激对甲状腺激素分泌有何影响？有何生理意义？

9. 简述生长素和甲状腺激素对机体生长发育的影响。

10. 调节钙稳态的主要激素有哪些？简述它们的主要作用。

11. 试述甲状旁腺激素动员骨钙入血的两个时相的特点、机制及其生理意义。

12. 简述糖皮质激素的主要生理作用及其分泌调节。

13. 长反馈、短反馈和超短反馈三者有何区别？

14. 长期大量应用糖皮质激素的患者能否突然停药？为什么？

15. 何谓应激刺激？简述在应激刺激下，肾上腺髓质和皮质激素分泌的调节及生理意义。

16. 试述盐皮质激素的生理作用及其分泌调节。

17. 机体内血糖浓度如何维持？有哪些因素参与调节？

18. 试述胰岛素的生理作用、作用机制及其分泌调节。

19. 简述血糖升高对胰岛素分泌的三个时相及其分泌机制。

20. 试述以下三种激素引起血糖升高的机制有何不同：①肾上腺素；②胰高血糖素；③生长素。

21. 简述褪黑激素和瘦素的主要生理作用和分泌调节。

22. 试比较下列两者的区别：

(1) 甲状旁腺激素与降钙素；

(2) 糖皮质激素与盐皮质激素；

(3) 肾上腺素与去甲肾上腺素；

(4) 胰岛素与胰高血糖素；

(5) 应激与应急。

【本章总括】

激素:定义/运输方式/分类/特性/一般作用/作用机制

下丘脑:结构/下丘脑调节多肽(种类/生理作用/机制/释放特点)

腺垂体:分泌激素名称/生长素(生理作用/调节/分泌异常)/催乳素(生理作用/调节/分泌异常)

神经垂体:升压素(抗利尿激素)/催产素(合成分泌/生理作用)

甲状腺激素:合成/贮存—运输—代谢/生理作用/调节/分泌异常

甲状旁腺激素:分泌细胞/特点/生理作用/作用途径/作用机制/靶器官/调控/异常

降钙素:分泌细胞/特点/生理作用/作用途径/作用机制/靶器官/调节

维生素 D_3:来源转化/生理作用/作用途径与机制/靶器官/调节/异常

肾上腺皮质激素:糖皮质激素(合成原料与过程/生理作用/调节)/盐皮质激素(生理作用/调节)

肾上腺髓质激素:合成场所与过程/生理作用/分泌调节

胰岛素:来源/合成/生理作用/作用机制/分泌调节

胰高血糖素:来源/生理作用/作用机制/分泌调节

褪黑素:化学结构与合成/分泌特点/分泌调节/生理作用

前列腺素:合成/作用

瘦素:来源/分泌特点/生理作用/作用机制/分泌调节

第十二章

生殖生理

【大纲要求】

1. 掌握睾丸和卵巢的功能及其调控、月经周期、下丘脑腺—垂体—性腺(睾丸和卵巢)的关系。

2. 熟悉雄激素的生物学作用、雌激素与孕激素的生理作用和胎盘的内分泌功能。

3. 了解受精、着床、妊娠维持及激素的调节,分娩,性生理学。

【纲要内容】

一、男性生殖

(一)睾丸的功能

1.生精作用。

(1)精子生成部位:曲细精管。曲细精管由生精细胞和支持细胞组成。

(2)精子生成过程(见图 12-1)。

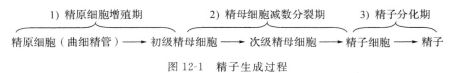

图 12-1 精子生成过程

(3)支持细胞的作用。

1)支持和营养精细胞。

2)分泌抑制素,抑制卵泡刺激素(follicle-stimulating hormone,FSH)。

3)吞噬精子残体和变性生精细胞。

4)产生雄激素结合蛋白(ABP),使曲细精管内睾酮↑。

5)构成血—睾屏障。

(4)精子运输与射精。

曲细精管(生成精子)→附睾(精子发育成熟,获得运动能力)→输精管及其壶腹部(贮存精子)→射精(正常男子射精量 3~6mL/次,含精子数量 0.2 亿~4 亿/mL,低于 0.2 亿精子不易受精)。

2.睾丸内分泌功能。

(1)雄激素的合成(见图 12-2)。

雄激素(睾酮)在睾丸间质细胞合成与分泌,雄激素合成原料为胆固醇。

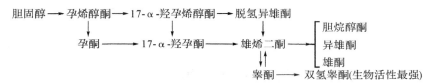

图 12-2　睾酮的合成过程

(2)睾酮的主要生理作用:

1)维持精子作用。

2)维持正常的性欲。

3)促进正氮平衡。

4)促进蛋白合成,特别是肌肉和生殖器官。

5)刺激生殖器官的生长发育,促进男性副性征的出现并维持正常状态。

6)促进骨骼生长和钙磷沉积及红细胞的生成。

7)抑制黄体生成素(luteotropic hormone,LH)分泌。

(二)睾丸功能的调节

下丘脑—腺垂体—睾酮轴的调节如图 12-3 所示。

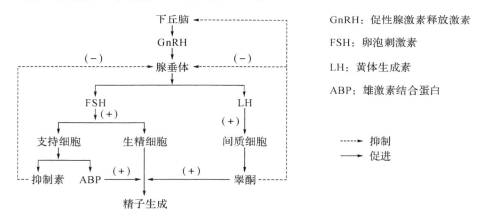

GnRH:促性腺激素释放激素

FSH:卵泡刺激素

LH:黄体生成素

ABP:雄激素结合蛋白

- - - - - 抑制
——→ 促进

图 12-3　下丘脑—腺垂体—睾酮轴的调节

二、女性生殖

(一)卵巢的内分泌功能

卵巢分泌雌激素、孕激素及少量雄激素。

1.卵巢类固醇激素合成过程。

在卵泡期,卵泡内膜细胞在 LH 刺激下将胆固醇合成雄烯二酮,转入颗粒细胞,在芳香化酶的作用下合成雌激素,称为雌激素合成的双重细胞学说(见图 12-4)。即:

在黄体期,黄体内膜细胞主要分泌雌激素,颗粒细胞主要分泌孕激素。外膜细胞和卵巢

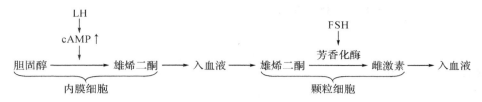

图 12-4　雌激素合成双重细胞学说

间质细胞合成少量雄激素。

2.卵巢甾体激素的生理作用(见表 12-1)。

表 12-1　雌激素与孕激素的生理作用

效应器官		雌激素	孕激素
卵巢		促进卵泡发育和排卵	
	内膜	增殖期	分泌期
子宫	宫颈	黏液量大而稀薄	黏液量少而稠,不利于精子穿透
	肌肉	兴奋性提供,对催产素敏感性增强	兴奋性降低
乳腺		导管与结缔组织增生,乳头、乳晕着色	腺泡与导管增生
输卵管		上皮细胞增生、分泌与运动增强	抑制输卵管节律性收缩幅度
副性征		促进女性副性征出现与维持	
阴道		上皮增生、角化,糖原颗粒增多	上皮细胞脱落加快
代谢		促进蛋白质合成,促进生长发育; 提供载脂蛋白含量;降低血胆固醇浓度; 高浓度有轻度保钠保水作用	能量代谢增强; 基础体温升高(产热作用); 促进水、钠的排泄
骨组织		促进成骨细胞;抑制破骨细胞;加速骨生长	
神经		对下丘脑起正反馈作用	对下丘脑起负反馈作用

(二)月经周期及其调节

1.概念:随卵巢周期变化,子宫内膜出现周期性剥落,产生流血的现象称为月经。女性生殖周期称为月经周期,又称子宫周期。

2.分期。

(1)依据子宫内膜分期:月经期、增殖期、分泌期。

(2)依据卵泡和排卵分期:卵泡期(排卵前期)与黄体期(排卵后期)。

3.月经周期的激素、卵泡、子宫内膜在卵泡期与黄体期的变化(见表 12-2)。

表 12-2　月经周期的激素、卵泡、子宫内膜变化

比较项目		卵泡期（排卵前期）		黄体期（排卵后期）
		月经期（第 1～4 天）	增殖期（第 5～14 天）	分泌期（第 15～28 天）
激素水平	雌激素（E_2）	很低	渐增至顶峰（排卵前一日）	达第二高峰后下降
	孕酮（P）	很低	略增高	达高峰后下降
	促卵泡激素（FSH）	渐增	下降后又上升	逐渐下降后略升
	黄体生成素（LH）	低	较大增高达高峰（排卵日）	逐渐下降
卵泡发育		初始	逐渐成熟，第 14 天时排卵	黄体后期萎缩退化
子宫内膜变化		剥落、出血	修复、增厚，腺体不分泌	血管充血、腺体分泌

LH 峰：血中雌激素、孕激素低水平→对 FSH 和 LH 负反馈抑制解除→使 FSH 和 LH 增加→引起雌激素增多→雌激素对下丘脑起正反馈作用→GnHR 增多→刺激 FSH 和 LH 分泌→以 LH 分泌明显→LH 峰。LH 峰是引起排卵的关键因素。

4.月经周期的激素变化及其机制（见图 12-5）。

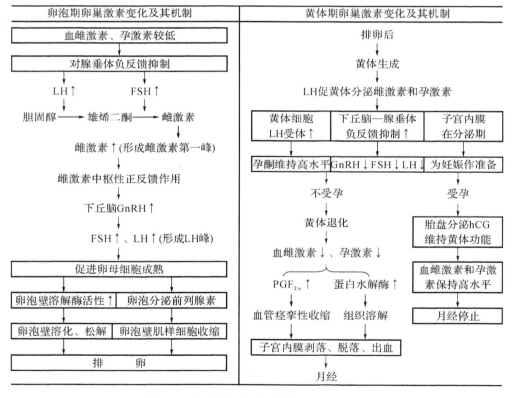

图 12-5　月经周期的卵泡激素变化及其机制

5.下丘脑—腺垂体对卵巢的调节作用(见图 12-6)。

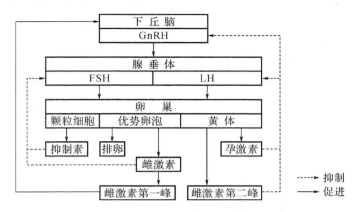

图 12-6　下丘脑—腺垂体—卵巢轴的调节

三、妊娠与分娩

妊娠是新个体产生的过程,包括受精、着床、妊娠的维持、胎儿的生长。

1.受精。

(1)受精:成熟精子与卵细胞结合成受精卵的过程。

(2)精子获能:精子必须在雌性生殖道停留一段时间后,才能重新获得使卵子受精的能力。

(3)顶体反应:精子获能后,头部顶体外膜与卵膜接触,释放多种蛋白水解酶,溶解卵子的放射冠及透明带的过程。经过顶体反应精子进入卵母细胞,形成受精卵。

2.着床。

(1)定义:受精卵不断分裂形成胚泡,胚泡植入子宫内膜的过程。

(2)着床的三个阶段:定位、黏着、穿透。

(3)着床成功的关键在于胚泡与子宫内膜同步发育与相互配合。

(4)人类胚胎着床窗口期:在月经周期的第 20~24 天。

3.妊娠的维持与激素的调节。

妊娠的维持依靠垂体、卵巢和胎盘分泌的各种激素的相互配合。

胎盘是妊娠期的重要内分泌器官,胎盘分泌的主要激素见表 12-3。

表 12-3　胎盘分泌的主要激素

激素	人绒毛膜促性腺激素(hCG)	雌激素	孕激素	人绒毛膜生长素
生理作用	刺激母体黄体继续分泌孕激素;降低淋巴细胞活力,防止母体产生对胎儿的排斥反应,起安胎作用	通过产生 PG,增加子宫胎盘之间的血流量;促进子宫和乳腺生长;松弛骨韧带和调节母体与胎儿的代谢	维持子宫内膜及蜕膜,抑制 T 淋巴细胞的活动,防止胎儿被母体排斥;降低子宫的收缩性;促进乳腺腺泡的发育	促进生长作用;调节母体与胎儿的代谢,促进胎儿生长
特点	妊娠 8~10 周,hCG 分泌达高峰	胎盘产生的雌激素主要是雌三醇		
临床应用	检测母体血或尿的 hCG,诊断早孕指标			

4.分娩。

分娩是胎儿生长发育成熟,从母体子宫向外排出的过程。其机制为子宫收缩将胎儿压向子宫颈,子宫颈扩张,反射性地引起母体神经垂体大量释放催产素,催产素加强子宫收缩,胎儿更有力地压向子宫颈,子宫颈进一步扩张,这种正反馈使母体血中的催产素水平不断升高,直至分娩结束。

【概念】

1.生殖(reproduction);

2.雄激素(androgen);

3.抑制素(inhibin);

4.下丘脑—腺垂体—睾丸轴(hypothalamus adenohypophysis testes axis);

5.月经(menstruation);

6.月经周期(menstrual cycle);

7.LH 峰(LH surge);

8.受精(fertilization);

9.精子获能(capacitation of spermatozoa);

10.顶体反应(acrosomal reaction);

11.着床(implantation)。

【思考题】

1.简述雄激素的生理作用及其分泌调节。

2.睾丸是怎样产生精子的?

3.睾丸支持细胞有哪些作用?

4.简述雌激素和孕激素的生理作用。

5.简述雌激素分泌的双重细胞学说。

6.何谓雌激素的局部正反馈及中枢性正反馈?

7.试述月经周期中激素、卵巢和子宫内膜的变化。

8.试述月经周期形成的机制。

9.受孕后有哪些机制可继续维持妊娠?

10.日常用雌激素和孕激素复合避孕药的主要避孕机理是什么?

11.什么是受精?它是在什么部位进行的?

12.受精卵怎样在子宫内着床?

13.妊娠期间内分泌有哪些变化?

14.胎盘可分泌哪些激素?各有何作用?

15.乳腺发育和乳汁的分泌受哪些因素影响?